健康中国引领下的体医融合与老年健康

何国建 刘天宇 著

本书为河北省社会科学基金资助项目
项目名称："健康中国"引领下体医融合促进老年健康的路径研究
项目编号：HB20TY003

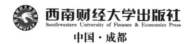

西南财经大学出版社
Southwestern University of Finance & Economics Press
中国·成都

图书在版编目（CIP）数据

健康中国引领下的体医融合与老年健康/何国建，
刘天宇著.--成都:西南财经大学出版社,2024.6.
ISBN 978-7-5504-6234-2

Ⅰ.R161.7

中国国家版本馆 CIP 数据核字第 2024RR8839 号

健康中国引领下的体医融合与老年健康
JIANKANG ZHONGGUO YINLING XIA DE TIYI RONGHE YU LAONIAN JIANKANG

何国建　刘天宇　著

策划编辑:乔雷　余尧
责任编辑:乔雷
责任校对:余尧
封面设计:星柏传媒
责任印制:朱曼丽

出版发行	西南财经大学出版社(四川省成都市光华村街 55 号)
网　　址	http://cbs.swufe.edu.cn
电子邮件	bookcj@swufe.edu.cn
邮政编码	610074
电　　话	028-87353785
照　　排	四川胜翔数码印务设计有限公司
印　　刷	四川煤田地质制图印务有限责任公司
成品尺寸	170 mm×240 mm
印　　张	10.25
字　　数	178 千字
版　　次	2024 年 6 月第 1 版
印　　次	2024 年 6 月第 1 次印刷
书　　号	ISBN 978-7-5504-6234-2
定　　价	78.00 元

前言

　　1999 年，我国正式步入老龄化社会，老年健康问题逐渐引发各界关注。党的十八大以来，"养老服务业""健康服务业""医药产业升级""全民健身"等与养老、健康相关议题的持续走热，促使我国养老产业、健康产业步入发展快车道。《"健康中国 2030"规划纲要》中明确提出，要通过"加强体医融合和非医疗健康干预""促进重点人群体育活动""普及科学健身知识和健身方法"，推动形成体医结合的疾病管理与健康服务模式，发挥全民科学健身在健康促进、慢性病预防和康复等方面的积极作用。"体医融合""重点人群体育活动"再次成为热议的焦点。老年群体年龄跨度达四十年，健康需求尤为迫切，如何针对这一人群开展适用性强的体医融合干预，势必成为现在和将来体医融合工程的焦点。

　　随着我国社会经济的快速发展，人民生活水平不断提高，健康成为老年群体关注的焦点。体医融合作为提高国民身体素质、预防疾病、促进全民健康的重要途径，已经成为国家战略性决策和全民健康事业的重要组成部分，对全民健康的实现具有重要影响。《"健康中国 2030"规划纲要》提出"普及健康生活、优化健康服务、完善健康保障、建设健康环境、发展健康产业"五方面的战略任务。党的十九大报告更是进一步指出，"人民健康是民族昌盛和国家富强的重要标志"，这也表明健康中国战略的实施已纳入国家发展的基本方略，健康中国建设进入了全面推进阶段。实施健康中国战略是时代发展的迫切需要，也是普通民众的共同期待。

　　为响应国家号召，推进体医融合促进老年健康服务实践发展，全国各地结合自身实际情况相继出台了体医融合相关规划政策，明确了体医融合的目标、任务、保障措施等，为体医融合服务模式的落地实施提供了有力支持。一系列切实高效的政策供给与保障有力地促进了体医融合服务模式的发展。中央人民政府对体医融合顶层设计的完善使得我国体医融合服务老年人模式在发展过程中有了克服各方阻碍的信心和底气。地方政策性的场地、资金、人才保障计划也激发了市场介入的积极性，保护了市场活力。

本书将健康中国引领下的体医融合促进老年健康的相关理论与实证研究紧密结合起来，主要分为理论部分和实证部分。其中，理论部分主要介绍健康中国战略、体医融合、老年健康的基础理论，系统介绍了健康中国战略提出的时代背景、核心内涵等，综述了体医融合发展的脉络，以及国内外研究的现状。实证部分主要通过分析当前体医融合促进老年人健康的现状、需求和困境，对现有的体医融合体系进行了系统性分析，为我国的体医融合促进老年健康改革提供经验参考。

本书作为健康中国战略引领下的体医融合促进老年人健康改革研究方面的最新著作，适合对体育、医药卫生体制改革感兴趣的读者阅读，可作为体育、卫生健康行政部门、医保管理机构、医疗机构、高校和科学研究机构的管理者和专家学者的参考用书。当然，受作者水平所限，书中难免出现纰漏或者不足，请各位专家学者批评指正。

何国建　刘天宇

2024 年 2 月

目录

第一章 绪论

1999 年我国正式进入老龄社会，老年健康问题逐渐引发各界关注。党的十八大以来，"养老服务业""健康服务业""医药产业升级""全民健身"等与养老、健康相关的议题持续走热，促使我国养老产业、健康产业步入发展快车道。《"健康中国 2030"规划纲要》明确提出，"加强体医融合和非医疗健康干预""促进重点人群体育活动""普及科学健身知识和健身方法""推动形成体医结合的疾病管理与健康服务模式，发挥全民科学健身在健康促进、慢性病预防和康复等方面的积极作用"。"体医融合""重点人群体育活动"成为人们的热议的焦点。老年群体年龄跨度达四十年，健康需求尤为迫切，针对这一人群开展适用性强的体医融合干预，已经成为现在和将来体医融合工程的焦点。

随着社会经济的快速发展，人民生活水平不断提高，健康成为老年群体关注的焦点。体医融合作为提高国民身体素质、预防疾病、促进全民健康的重要途径，已经成为国家战略性决策和全民健康事业的重要组成部分，对全民健康的实现具有重要意义。然而，体医融合促进健康仍然存在诸多问题，制约了全民健康的深入推进，阻碍了健康中国战略实施的进程。因此，研究健康中国引领下的体医融合与老年健康具有重要的现实意义。

第一，经济社会发展的需要。

随着我国社会经济的快速发展，体医融合已成为老年人提高身体素质、预防疾病、促进健康的重要途径。在经济方面，我国社会经济的快速发展为老年健康提供了良好的物质基础。随着经济的发展，我国人民的生活水平得到了显著提高，越来越多的家庭有了更多的可支配收入用于健身与医疗消费，这使得更多的老年人有机会参与到体医融合的活动中，提高自身的健康水平。同时，随着科技的发展，体医融合促进健康的方法也在不断更新，为老年健康提供了更加多样化和便捷的选择。在社会需求方

1

面，体医融合对于提高老年群体身体健康水平具有重要作用。随着年龄的增加，越来越多的人开始遭受慢性病的折磨，通过体医融合的方式来提高健康水平的需求越来越大。因此，通过参与体医融合，人们可以提高自身的身体素质，增强抗病能力，降低患病风险，这对于提高老年群体健康水平、减少医疗负担、提高生活质量等具有深远影响。在疾病防治方面，体医融合有助于防治疾病，降低医疗成本。诸多研究表明，适量的体育锻炼可以有效预防心血管疾病、糖尿病、肥胖症等疾病，也能够有效地辅助治疗这些慢性疾病。而这些疾病在我国的发病率逐年上升，给社会和家庭带来了沉重的负担。通过体医融合，人们可以养成良好的生活习惯，降低患病风险，从而减轻医疗系统的压力。

第二，应对人口老龄化的需要。

我国是世界上老龄人口数量最多的国家。随着人口结构的变化，我国人口老龄化的趋势日益明显，老龄化问题已经成为社会关注的焦点。在这个背景下，我国老年人的健康问题显得尤为重要。体医融合作为提高老年人身体素质、防治老年疾病的重要手段，对于应对人口老龄化挑战具有重要意义。首先，人口老龄化给我国社会带来了巨大压力。随着老龄人口的增加，养老、医疗、社会福利等社会保障制度的压力不断增大，这不仅给政府带来了巨大的财政压力，也给家庭带来了沉重的养老负担。在这个背景下，通过提升老年人健康水平来提高老年人的生活质量，延长其寿命，成为我国社会经济发展的重要目标。其次，老年人健康问题对家庭和社会产生了深远影响。随着老年人口的增加，老年疾病的发病率也在逐年上升。老年疾病不仅给老年人本人带来了身体上的痛苦，也给其家庭成员带来了精神和经济上的压力。因此，通过体医融合来预防和辅助治疗老年疾病，提高老年人的健康水平，对于家庭和社会的和谐稳定具有重要意义。最后，体医融合对于提高老年人的身体素质具有重要作用。随着年龄的增长，老年人的身体机能逐渐下降，免疫能力减弱，容易患上各种老年疾病。通过参与体医融合的健身活动，老年人可以增强身体的抗病能力，提高生活质量，延长健康寿命。此外，体医融合的锻炼方式还有助于增强社交能力，减轻孤独感，提高心理健康水平。总之，随着我国人口老龄化的日益严重，老年人的健康问题成为社会关注的焦点，体医融合将作为解决这一问题不可或缺的一部分。

第三，实施执行国家政策的需要。

　　我国政府将"健康中国 2030"放在了国家战略的高度，制定了一系列政策措施，以期为广大人民群众提供全方位、全周期的健康保障和健身服务。这些政策举措既体现了我国政府对人民健康权益的高度重视，也彰显了健康中国建设的重要意义。首先，政策推动是健康中国建设的强大动力。近年来，我国政府高度重视全民健康事业的发展，制定了一系列政策措施，如《"健康中国 2030"规划纲要》等，为全民健康事业提供了政策保障。这些政策的出台，既明确了健康中国事业的发展目标、基本原则和主要任务，也为全民健康提供了制度保障和政策支持。其次，健康中国事业的发展取得了显著成效。在政策的推动下，全民健身设施不断完善，公共服务水平不断提高，全民健身活动丰富多彩，人民群众的健康意识和健康水平不断提升。相关统计数据显示，我国经常参加体育锻炼的人数已经超过 4 亿人，城乡居民体质测定合格率不断提高，人民群众的健康状况得到了显著改善。最后，体医融合服务在老年群体中的供给与需求之间仍存在较大差距，体医融合服务的质量与效益仍有待提高。尽管我国体医融合的供给能力不断提高，但与广大老年群体日益增长的数量和需求相比，仍存在一定程度的不足，体医融合服务的供给仍然相对匮乏，质量也有待进一步提高。因此，只有继续加强体医融合事业的顶层设计，完善政策体系，才能更好地推动健康中国与老年健康事业的持续健康发展。

第一节　健康中国战略

一、健康中国战略的提出

　　党的十八届五中全会提出推进健康中国建设，将"健康中国"提升为国家战略。在此基础上，2016 年 10 月 25 日，由党中央、国务院印发并实施《"健康中国 2030"规划纲要》（以下简称《纲要》）。《纲要》提出"普及健康生活、优化健康服务、完善健康保障、建设健康环境、发展健康产业"五方面的战略任务[1]。党的十九大报告更是进一步指出，"人民健康是民族昌盛和国家强盛的重要标志"，这也表明健康中国的实施已纳入

---

[1]　新华社. 中共中央 国务院印发《"健康中国 2030"规划纲要》[N]. 人民日报, 2016-10-26（02）.

国家发展的基本方略，健康中国建设进入了全面实施阶段。

实施健康中国战略是时代发展的迫切需要，也是普通民众的共同期待。这是我们党对人民的庄严承诺和重大民意工程，也是中国履行国际义务、参与全球卫生治理的重要体现。

健康中国战略的实施，需要以共建共享全民健康为战略主题，以普及健康生活、优化健康服务、完善健康保障、建设健康环境、发展健康产业为战略任务。同时，健康中国战略的实施，需要将"人民健康"理念贯穿其中，实现跨部门、跨领域的合作交流，需要在实现全民共建共享的过程中不断推广健康中国理念。由此可见，健康中国战略是新时代党在不同时期卫生与健康事业发展理念的升华，是对党领导人民进行卫生与健康实践的经验总结，是提高人民健康水平的重大战略部署，不仅崇高，而且内涵丰富。

二、健康中国战略的内涵

健康中国战略是中国共产党在新时代为全面提升国民健康水平而提出的国家战略，其核心目标是提高全体人民的健康水平，涵盖健康服务、生活健康、健康保障、健康环境、健康产业以及健康支撑等多个方面的内容。这一战略被视为国家战略体系中关于国民经济社会领域的重要一环，不仅体现了国家保障和改善民生的战略部署，而且是实现第一个百年奋斗目标和中华民族伟大复兴中国梦的前提条件。

健康中国战略随着人民健康水平的提高和疾病谱的改变而不断演进。随着时代的发展，传统的以医疗卫生为主体的供给模式逐渐无法满足人民日益增长的健康需求，特别是在面对慢性病和心理健康等问题的挑战时，更加凸显了健康保护机制体制重新构建的必要性。健康中国战略将健康放在优先发展的地位，不仅是为了满足人民对美好生活的向往，也是我国经济转型和人才培养的必然要求。健康中国战略旨在通过统筹规划国家健康事业，推动健康产业的发展，提升健康服务能力和水平，以满足人民多样化的健康需求。健康中国战略具有长期性和发展性，需要政府、社会和个人共同努力，形成全民参与、共建共享的良好局面。政府需要制定和完善相关政策法规，加大投入力度，推动医疗卫生体制改革和健康服务体系建设；社会各界需要积极参与健康促进和疾病预防工作，提高健康素养和自我保健能力。个人也需要关注自身健康，树立健康的生活方式，积极参与健康管理和健康服务①。因此，解读好健康中国战略，具有重要意义。归纳起来，健康中国战略的主要思想内涵包括如下两个方面：

第一，以人民为中心的战略定位。健康中国战略的制定和规划，始终坚持以人民健康为基础。人民既是健康的主体，又是健康的受体，这种双向互动的关系构成了健康中国战略的逻辑支点、理论核心和价值内涵。人民健康不仅是民生问题，更是涉及政治、经济和社会等方面的重大问题。建设健康中国，不仅直接关系到人民的生活质量和福祉，更与国家全局和长远发展、社会稳定和经济可持续发展紧密相连。因此，提升人民健康水平具有重要的战略意义。新时代，健康被赋予了更高的优先级。国家以人民健康为中心，以问题导向为基本立足点，从全局出发，制定了一系列整体性解决方案。这些方案涵盖了人民的健康生活、健康服务、健康保障、健康环境和健康支撑等多个方面，旨在统筹解决当前和长远影响人民健康的重大问题。

第二，整体健康。健康中国战略贯穿健康的各个环节、各个方面，不仅是追求身体健康，还包含精神、心理、社会、环境和道德方面等与人民身心健康相关的诸多方面，体现了"大健康、大卫生"的核心理念。我国卫生体制机制、健康服务等需要全面适应这一理念，从"大健康"的角度出发。这意味着在推进医疗卫生体制改革的同时，也要注重心理健康、环境健康、道德健康等其他维度的建设。各维度之间虽然相对独立，但又相互依存、相互影响，因此需要统筹兼顾，协调发展。在身体健康方面，我们要继续深化医疗卫生体制改革，提高医疗服务水平，减少公共危险因素，保障人民的基本健康需求。同时，我们也要注重预防医学的发展，通过健康教育、健康科普等方式，提高人民的健康素养和自我保健能力。在心理和精神健康方面，我们要加强心理科学的基础研究，提高全社会对心理健康的认识和重视程度。我们通过加大全民健康科普宣传力度，提升健康素养，建立心理健康服务体系，全面推进精神障碍社区康复服务等方式，为人民群众提供全方位的心理健康支持。在环境健康方面，我们要紧密结合国家绿色发展理念和生态文明健康战略，加大环境治理力度，减少环境污染对人民健康的影响。同时，我们也要加强环境监测和预警体系建设，及时发现和应对环境健康风险。在道德健康方面，我们要充分利用我

① 孙小杰. 健康中国战略的理论建构与实践路径研究［D］. 长春：吉林大学，2018.

国优秀的传统文化和社会主义的优越性，弘扬主旋律，传播正能量，通过教育、宣传等多种方式，提高人民的道德素质和社会责任感。同时，我们也要对全社会的道德趋向进行实时监控，及时干预不正常的道德行为，营造良好的社会氛围。

三、健康中国战略的具体内容

（一）健康生活

健康生活作为我国社会发展的重要支柱，其核心在于提升公众的健康素养，培养公众的健康习惯以及增强公众的身体素质。居民的健康素养水平和体育锻炼参与度，被视为衡量健康生活工作成效的关键指标。当前，我国居民健康素养水平尚待提高，这是健康中国战略选择生活健康路径的重要参考因素。

为实现全民健康，预防疾病的发生，健康促进和健康教育被视为不可或缺的手段。健康教育是一项全面而系统的工程，涵盖了学校教育和社会教育两个层面。

在学校教育层面，学校应确保健康教育课程的比重和质量，为学生打下坚实的健康基础。健康教育课程的设计应注重实践性，引导学生在日常生活中养成良好的健康习惯。例如，学校通过健康饮食教育，引导学生了解均衡膳食的重要性，培养良好的饮食习惯；通过积极心态教育，引导学生树立正确的健康观念，增强面对疾病和压力的心理承受能力；通过不良生活习惯教育，引导学生远离吸烟、酗酒、熬夜等不良习惯，从而降低患病风险。

在社会教育层面，学校应侧重于为大众提供可靠的健康信息和知识，及时澄清误导性信息，向普通大众普及医学知识。医学社会教育的主要任务是普及健康知识，提高公众的健康素养，这可以通过举办健康知识讲座、发布健康教育宣传材料、开展健康知识竞赛等多种形式来实现。同时，社会教育还应注重培养公众的健康意识，提高他们的健康素养，使他们能够更好地理解和应对自身的健康状况。

个人健康管理是保持健康的关键。培养健康习惯，包括健康饮食、积极心态、远离不良生活习惯等，对于预防疾病、提高生活质量具有重要意义。此外，心理健康同样重要，相关机构应引导和支持心理健康行业的发展，塑造良好的健康生活环境，建立全面的健身引导机制，提高公共体育设施的利用率，并针对不同人群开展有针对性的健身活动。相关机构应通过制定相关政策，鼓励和支持公众参与健康管理和健身活动。例如，相关机构可以设立健康管理和健身补贴项目，对参加健康管理和健身活动的公众给予一定的补贴；相关机构还可以制定健身场所优惠政策，降低公众参与健身活动的门槛。通过这些措施，相关机构可以有效地推动公众参与健康管理和健身活动，提高全民健康水平。

同时，相关机构还应该加强健身活动的科学指导，推广科技产品的应用，以提升健身效果。健身活动是提高公众健康素养的重要途径。然而，许多公众对于健身活动的科学性和效果存在疑虑。因此，相关机构有必要加强健身活动的科学指导，推广科技产品的应用，以提升健身效果。例如，政府可以设立健身活动指导中心，提供健身活动的科学指导；政府还可以推广健身科技产品，如健身器材、健身 App 等，以提高健身效果。

综上，诸多措施将共同促进全民健康水平的提升，推动健康中国战略的实施。健康生活不仅是我国社会发展的需要，更是每个公民的权利和责任。只有每个人都能够积极参与健康生活，才能够实现全民健康，推动我国社会的发展。

（二）健康服务

当前，我国的健康服务供给主要由医疗、医药和公共卫生三大领域组成，这三大领域是健康中国战略实施的重要支柱，也是保障我国人民健康的重要手段。医疗卫生事业作为政府为人民提供的健康保障载体，其目标在于实现生命安全、解决疾病困扰和控制疾病发展与传播。

第一，保障生命安全是医疗卫生机构的首要任务。医疗卫生机构需要提供紧急医疗服务，如急救、灾难救援等，以应对突发公共卫生事件，如自然灾害、疫情等，保障人民群众的生命安全。同时，医疗卫生机构还需要提供预防性医疗服务，如健康检查、预防接种等，以预防疾病的发生，保障人民群众的健康。

第二，解决疾病困扰是医疗卫生事业的另一项重要任务。医疗卫生机构需要提供各类医疗服务，如诊断、治疗、康复等，以解决人民群众的疾病困扰。公立医院作为医疗服务的主要提供者，应该通过深化公立医院综合改革，推动分级诊疗模式，健全全民基本医疗保险，巩固和完善国家基本药物制度等方式，来提高医疗服务效果，实现病有所医、病有所防的目标。

第三，控制疾病发展与传播是公共卫生领域的任务。公共卫生机构和公立医院共同承担这一责任，通过防治慢性病、传染病等重大疾病，以及维护人口结构的平衡发展，来推动健康中国战略的实现。公共卫生机构和公立医院需要通过科学的数据分析，制定和实施有效的疾病控制策略，如疫苗接种、疾病监测、疾病报告等，以控制疾病的传播与发展。此外，公共卫生机构和公立医院还需要关注社会公平性和可及性问题。公共卫生事业的目标不仅是控制疾病，更是提高公众的健康素养，实现全民健康。这需要公共卫生机构和公立医院与政府、社会团体、企事业单位等多方合作，通过健康教育、健康促进、健康政策等手段，提高公众的健康素养，实现全民健康。

综上，我国的健康服务供给主要由医疗卫生机构、公共卫生机构和公立医院三大领域组成，这三大领域是健康中国战略实施的重要支柱。医疗卫生机构作为政府为人民提供的健康保障载体，其任务在于保障生命安全、解决疾病困扰和控制疾病发展与传播。公共卫生机构和公立医院需要关注社会公平性和可及性问题，通过健康教育、健康促进、健康政策等手段，提高公众的健康素养，实现全民健康。

（三）健康保障

随着我国社会经济的快速发展，人民生活水平不断提高，公众对健康保障的需求也日益增强。近年来，我国政府高度重视全民医疗保障体系的构建与完善，通过一系列政策和措施，初步建立了多层次、宽领域的全民医疗保障体系。该体系以基本医疗保障为主体，辅以多种形式的补充保险和商业健康保险，确保了大多数人能够享受到基本的医疗服务。然而，医疗保障体系的构建并非一蹴而就，如何在现有的基础上进一步提高医疗保障的效率和公平性，成为当下亟须解决的问题。首先，建立统一的城乡居民基本医疗保障制度，减少地区间差异，确保所有人享有同等的医疗保障。这一举措有助于消除城乡之间、地区之间的医疗保障差距，促进社会公平正义。其次，通过健康扶贫工程提高农村地区的医疗保障能力。农村地区由于经济条件、医疗资源等方面的限制，医疗保障水平相对较低。因此，加大对农村地区的扶持力度，提高农村医疗保障水平，具有重要意义。最后，提高健康保障服务的便民性与公平性。通过优化医疗服务流程、加强基层医疗服务能力等方式，可以提高健康保障服务的便民性与公平性。优化医疗服务流程包括简化就医手续、提高医疗服务效率等，让群众能够更加便捷地享受到医疗服务。加强基层医疗服务能力，则需要加大对基层医疗卫生机构的投入，提高基层医疗卫生人员的业务水平，让群众在家门口就能享受到优质高效的医疗服务。

在药品供应保障方面，完善国家药物政策、加强对药品和医疗器械流通的规范管制是关键。这包括加强药品质量监管、制定合理的药品价格政策，以及建立严格的药品准入制度和加强药品流通环节的监管。针对罕见病药物等国家占有专利技术成果较少的情况，政府需要作为消费者代表与外国药企进行谈判沟通，争取更多利益，降低药品价格，提高患者的用药可及性。此外，鼓励药品研发和创新也是解决药品供应保障问题的根本途径。政府可以通过提供资金支持和税收优惠等方式，鼓励企业加大药品研发投入力度，推动新药的研发和上市。新药的研发和上市不仅可以提高我国在医药领域的竞争力，还可以为患者提供更多更好的治疗选择，从而进一步提高全民医疗保障水平。

综上，我国全民医疗保障体系的建设已经取得了显著成效，但仍然存在一定的不足。未来，我们需要在现有的基础上，不断完善政策和措施，进一步提高医疗保障的效率和公平性，确保人民群众能够享受到更加优质、高效的医疗保障服务。同时，我们还需要加强药品供应保障，鼓励药品研发和创新，为全民健康提供更加坚实的支撑。在此基础上，我国全民医疗保障体系必将更加完善，更好地服务于人民群众的健康需求。

（四）健康产业

在当前全球公共医疗健康服务面临诸多挑战的背景下，发展健康产业，特别是民营医疗产业，已成为实现健康中国战略目标的重要途径。其中，民营医院作为医疗市场的必要组成部分，在促进我国公共医疗健康服务的发展和满足多层次、多类型的健康需求方面发挥着重要作用。首先，民营医院的发展有助于打破公共医疗的垄断，提高公立医院的服务效率。在全球范围内，公共医疗健康服务普遍面临着财政负担重、资源浪费和管理体制臃肿等挑战，特别是在满足高层次健康需求方面的不足。民营医院作为医疗市场的必要组成部分，以其小而灵活的特点和优化的多元办医格局，能够为公众提供更多的就医选择和高端私人服务，满足不同类型消费者的需求。这不仅有助于满足人民群众日益增长的医疗健康需求，提高医疗服务质量和效率，而且有助于缓解公共医疗的财政压力，提高公共医疗资源的使用效率。其次，民营医院的发展能够创造经济收入，并通过税收转移为公立医疗机构提供补贴。在全球范围内，公共医疗健康服务普遍面临着财政负担重、资源浪费和管理体制臃肿等挑战，特别是在满足高层次健康需求方面的不足。民营医院作为医疗市场的必要组成部分，在满足多层次、多类型的健康需求的同时，还能够创造经济收入。这些收入通过税收转移，可以为公立医疗机构提供补贴，缓解其财政压力，提高其服务效率和质量。最后，民营医院的发展还能够推动我国医疗健康产业的创新和发展。在全球范围内，医疗健康产业的发展已经成为推动经济发展的重要动力。民营医院作为医疗市场的必要组成部分，在满足多层次、多类型的健康需求的同时，还能够推动我国医疗健康产业的创新和发展。这不仅有助于提高我国医疗健康产业的竞争力，而且有助于推动我国经济的高质量发展。

综上，在全球范围内公共医疗健康服务面临诸多挑战的背景下，发展健康产业，特别是民营医疗产业，已成为实现健康中国战略目标的重要途径。民营医院作为医疗市场的必要组成部分，在促进我国公共医疗健康服务的发展和满足多层次、多类型的健康需求方面发挥着重要作用。因此，我们应该积极支持和推动民营医院的发展，为我国医疗健康事业的发展做出更大的贡献。

（五）健康环境

我国对于改善健康环境，提出了一系列全面而具体的战略措施。首先，强调人与自然和谐共生，建设美丽中国。这需要全社会牢固树立"绿水青山就是金山银山"的绿色发展理念，实行严格的生态环境保护制度。这一理念的提出，体现了我国在环境保护问题上的一致认识，即环境保护与经济发展并非对立关系，而是可以实现和谐共生的。实现这一目标，需要全社会共同努力，形成绿色发展方式和生活方式，坚持走生产发展、生活富裕、生态良好的文明发展道路，构建资源节约、环境友好的社会，以扭转生态恶化的趋势。其次，为协调经济发展与环境保护之间的关系，各级地方政府应坚决抵制单纯追求 GDP 增速的短视行为，严厉打击环境违法行为，鼓励企业采取绿色发展策略，以发展的眼光平衡经济增长与环境保护的关系。这一政策的实施，有助于推动我国经济的可持续发展，实现绿色经济的目标。此外，逐步实现传统产业的绿色转型是重要一环。在绿色经济发展过程中，需要构建有效的社会体系，使环境治理主体多元化，让每个人都成为绿色发展的参与者和监督者，确保污染源得到有效控制。对于高耗能、高污染、低附加值的企业，要坚决进行深度改革，推动其转型升级，以适应绿色发展的要求。这一措施的实施，将有助于提高我国经济的整体竞争力，实现经济与环境的双赢。只有当每个人都意识到环境保护的重要性，并付诸实践，才能真正实现绿色发展的目标。因此，政府需要加强环保知识的普及和宣传，提高公众的环保意识，形成全社会共同参与环保的良好氛围。

我国对于改善健康环境，提出了一系列全面而具体的战略措施，包括强调人与自然和谐共生，建设美丽中国，推动绿色发展方式和生活方式，协调经济发展与环境保护之间的关系，实现传统产业的绿色转型等。这些措施的实施，将有助于实现绿色经济的目标，推动我国经济的可持续发展，实现经济与环境的双赢。

四、健康中国战略的意义

（一）政治意义

人民健康在国家治理和发展战略中占据了核心地位，被视为社会政治稳定的基石。这一认识不仅凸显了健康在国家发展中的重要性，也强调了只有当人民的健康得到切实保障，社会才能保持稳定，政治才能和谐。将人民健康视为国富民强的重要标志和优先发展的战略位置，标志着国家发展理念的转变，从单纯追求经济增长转向经济、社会和环境的全面协调发展。

建设健康中国旨在实现健康与经济社会发展的全面协调，不仅要关注人民的身体健康，还要关注心理健康、道德健康和社会适应能力等多个维度。这一目标的实现需要国家具备明确的领导决心和全局性、前瞻性的健康规划。健康中国战略体现了以人民为中心的发展理念，强调政策制定和资源分配都要以人民的福祉为出发点和落脚点，确保发展成果惠及全体人民。健康中国战略将指引国家未来的政策和资源分配方向，促进公共卫生和医疗服务体系的建设，加大对健康科技和健康产业的投入，以满足人民日益增长的健康需求。这一战略的实施将有力地推动国家向着更加健康、和谐、可持续的发展目标迈进。

（二）经济意义

健康作为最大的生产力，在中国已经上升到一个战略高度。随着中国经济和社会的快速发展，以及人口结构的变化，中国正逐步从依赖人口数量红利转向提升人口质量红利，通过提高人力资本质量来增强全社会的劳动生产率，从而推动经济和综合国力的持续健康发展。

在个体层面，改善每个公民的健康指标对于提升全社会的健康人力资本具有重大意义。健康的人力资本是经济和社会发展的基石，对于提高劳动生产率和创新能力至关重要。在企业层面，维护员工的职业安全和健康不仅是企业社会责任的体现，也是一项有效的人力资本投资。通过提供健康的工作环境和健康管理措施，企业可以提升员工的工作效率和满意度，从而增强企业的核心竞争力和市场地位。

从更宏观的角度看，健康产业正成为中国经济新的增长点。随着健康中国战略的深入实施，健康管理、休闲健身、医养产业、医疗服务产业等健康服务业将得到快速发展。根据《"健康中国2030"规划纲要》，健康服务业将在未来数年内实现显著增长，为经济增长注入新的动力。健康服务业的发展不仅有助于推进供给侧结构性改革，优化服务业供给结构，还能够创造大量就业机会，拉动经济的健康可持续增长。因此，发展健康产业是顺应时代潮流、满足人民需求、推动经济社会发展的重要举措。

（三）社会意义

健康中国的建设对于维护社会和谐安定具有重要意义。随着社会的不断发展，对高素质国民的依赖程度日益加深，而国民健康作为国民素质的重要组成部分，其重要性也日益凸显。人民对健康的重视程度不仅体现了一个社会的发展程度，更成为社会进步的内在驱动力。社会保障的发展是回应民生诉求、解决民生疾苦的重要途径，它有助于化解社会矛盾和经济危机，促进国家认同、社会公正与全面发展，进而维系社会安定与国家安全。社会保障体系的完善，为国民提供了基本的生活保障和安全感，使得社会更加和谐稳定。

国民健康水平的高低，直接反映了国家是否重视实现人民利益，以及人民权益在国家管理体系中的地位。一个重视国民健康的国家，必然会在政策制定、资源配置等方面优先考虑人民的健康需求，从而保障人民的福祉。同时，国民健康也是衡量一个国家经济实力、社会发展程度和文化是否有利于促进发展的重要指标。一个健康的国民群体，不仅能够为国家的发展提供有力的人力资源支持，还能够推动社会文化的繁荣和进步。因此，建设健康中国本质上也是保障人民福祉、维护社会和谐稳定的重要举措。通过加强医疗卫生服务、提升健康管理水平、完善社会保障体系等措施，不断提高国民健康水平，可以为实现中华民族伟大复兴的中国梦奠定坚实的基础。

第二节 体医融合

一、体医融合的概念

体医融合是指将体育与医学进行有机结合，通过体育手段促进健康，通过医学手段保障运动安全，实现预防疾病、治疗疾病、康复身体、增强体质等多重目标的一种新型健康服务模式。在健康中国战略的大背景下，体医融合旨在实现体育卫生资源与医疗卫生资源的有效整合，优化健康资源的配置，提升健康服务效率，最终促进全民健康水平的提升。具体来说，体医融合将体育技术、医疗技术等健康促进手段综合应用于人们的科学健身、疾病预防、疾病治疗和康复等领域。医学理论与方法在运动健身中发挥着重要作用，如在运动风险评估、运动伤害防护、运动伤病诊治等环节提供科学指导，帮助人们规避运动风险，实现安全、有效的体育锻炼。体医融合的实施需要政府主导，社会各方面共同参与。政府可以通过制定相关政策、投入资金、建设基础设施等措施，推动体医融合的发展。同时，医疗机构、体育机构、社区组织等社会各方面也需要积极参与，共同为人民健康服务。对于老年人而言，要向他们积极普及运动健身的益处以及运动预防衰老，预防或者改善慢性疾病的理念。通过体育运动结合医疗检查、身体素质检测、健康知识宣讲以及进行规律的体育锻炼的方式，提高老年人对身体健康的认识水平与运动参与的积极性。从而促进老年人的身体健康，提高其生活质量。

二、体医融合的内涵

（一）满足公众健康需求

体医融合要求从人的健康发展出发，旨在满足公众的健康需求。体育和医学的结合，为人们提供了更科学、更实用的健康服务方法。这种融合不仅使体育活动更具科学性，也让医学手段更具实用性，从而更好地服务于公众的健康。

（二）强调预防的重要性

通过打破行业壁垒，实现体育与医学的深度融合，可以更好地贯彻健康"关口前移"的理念。这意味着将重点从治疗已存在的疾病转向预防疾病的发生，凸显了预防在健康管理中的关键作用。科学的体育运动对于预防疾病和康复都有重要贡献，是构建预防、治疗和康复"三位一体"的健康链条的重要环节。

（三）推进医疗的监督功能

在体医融合中，医疗的生理、生化等指标被运用到体育运动中，这不仅确保了体育运动的科学性、安全性和可持续性，还强化了医疗在健康管理中的监督和指导作用。这种融合是实现全民健身向全民科学健身转变、最终实现全民健康的重要基石。

（四）体育与医疗系统改革的必由之路

随着社会的发展，人们对健康的重视程度日益提高。在这种背景下，推进医疗制度与体育制度的改革成为必然趋势。体医融合将体育与医疗系统的优势相结合，实现了资源共享、优势互补、相互渗透和协调发展。这不仅是体育与医疗系统改革的必由之路，也是提升公众健康水平、构建和谐社会的重要举措。

三、体医融合的价值

传统观念认为，健康即人体生理机能正常，没有缺陷和疾病。疾病是机体不良的状态，祛除疾病，让身体恢复健康便要求医问药。换言之，要得到"健康"就要"摆脱疾病"，而"与疾病斗争"必须求助"医学"，医学成为诊断疾病、对抗疾病的唯一手段。随着社会的发展，人们对健康的需求从仅"生理"提升至"身心并重"。世界卫生组织诞生之初，便将健康定义为：健康不仅为消除疾病或消除羸弱，而是身体、精神和社交方面都处于良好状态。如果说医学的本源是治疗患者疾病，恢复患者功能，提高患者生活质量，那么体育服务的重点便是对疾病的整体预防以及患病后的康复调节；医学服务的对象包括生理、心理、精神、社会等方面。在医疗概念中加入体育运动的元素，用科学的方法指导运动，用医疗的手段服务运动，可以改善老年人的生理机能，降低慢性病的发病率；还能减少老年人的压力和焦虑、改善认知能力、提升积极情绪；同时，能够增强老年人与社会的融合，保持和发展社会角色。

体育与医学的深度融合是促进老年人健康的最佳形式，两者结合既可有效摆脱医学对药物过于依赖的弊端，又可克服体育在促进身体健康过程中过于粗放的缺点，这种绿色健康的方式可最大限度地提升老年人健康水平与生命质量。另外，体医融合模式主张从体育学、医学、生物学、营养学、社会学等方面综合考虑健康与疾病的关系，一旦得到推广，其对抑制较多疾病的产生和发展，控制过高且过快增长的医疗费用，降低老年人因病失能率，提高老年人疾病康复率等方面的效果将显而易见。

（一）提高对疾病的预防能力

随着年龄增长，老年人的身体各项机能均会出现不同程度的下降，罹患各类疾病的几率增加。体医融合是将医学理论理念与体育实践经验融为一体，相互渗透、相互补充、相互衔接，是集预防与治疗为一体的综合性健康服务模式，它采用运动的手段代替传统医疗手段来预防疾病、促进人体健康，具有效果显著和副作用小等优点。作为各类慢性疾病的高发人群，通过科学体育锻炼可有效地加强老年人的免疫机能，提高整体健康水平，可以大大缓解公共卫生压力，减少社会和家庭负担，有效地促进社会和谐。发挥体医融合在全民健身中的积极作用，不仅能在健康中国建设中发挥重要作用，也是全面建设小康社会的时代需求。

（二）应对老龄化社会的需要

老龄化、高龄化已经成为我国的基本国情，并且不断加速，在今后相当长的时期内将成为困扰整个社会和家庭的现实问题。"十四五"时期是应对人口老龄化的重要窗口期，积极应对人口老龄化，是"全面推进健康中国建设"任务中的重要一环。强化体医融合，发挥其治未病作用，对延长健康预期寿命、维护和提高老年人健康水平、提升老年人的获得感和幸福感具有重要意义。

（三）促进体育健康产业发展

随着我国经济快速发展和人民平均寿命的延长，社会竞争压力增大、生活方式的改变，加之体育锻炼不足，使得各类慢性疾病成为危害人民健康的主要因素。一方面，我国公共卫生业面临巨大挑战，另一方面，造就了体育健康服务产业巨大的潜在市场。体医融合为体育健康产业的发展带来新的方向。这场关乎全体国民的健康革命代表了新时代健康产业融合发展的新趋势，将催生更多的健康新产业、新业态、新模式。对于老年人来说，并非进行体育锻炼就一定能拥有健康的身体，适宜的运动能够增强体质、延缓机能退化，但不科学的锻炼也能危害健康。因此，要想达到健康平衡，前提是必须平衡体育学、医学、营养学、社会学等领域之间的关系，实现体育健身服务和医疗健康服务跨界融合的新局面。

（四）缓解医疗卫生费用压力

体医融合通过将体育和医疗资源进行整合，实现健康资源的优化配置和提升健康服务效率，最终促进全民健康水平的提升。一方面，体医融合可以加强运动健身在疾病预防和治疗中的作用。例如，运动处方可以降低高血压、糖尿病、冠心病等患者的心血管疾病和并发症的发生率，从而降低患者的医疗支出。通过科学的体育锻炼，患者可以减少对药物和手术等医疗资源的依赖，进而降低医疗费用。另一方面，体医融合还可以提高医疗服务的质量和效率。通过体育卫生资源与医疗卫生资源的整合，可以形成更为完善的健康服务体系，为患者提供更加全面、专业的健康服务。这不仅可以提高患者的满意度和信任度，还可以减少因服务质量问题而产生的医疗纠纷和赔偿费用。此外，体医融合还可以促进健康知识的普及和健康行为的形成。通过宣传和教育，提高人们对健康的认识和重视程度，形成健康的生活方式和行为习惯，从而降低发病率，进一步减少医疗卫生支出。

第三节　体医融合对老年健康的作用

目前，健康的定义已经发展成为一个全面的概念，不仅关注身体无病痛的状态，还涵盖了心理的健康和社会适应性的良好。对于老年人而言，这种全面的健康观念尤为重要。随着年龄的增长，老年人的身体机能和认知能力会逐渐下降，他们的健康状态也会随之动态变化，需要不断适应身体和环境的改变。因此，现代意义上的老年健康不仅仅是生理上的健康，更包括心理的稳定和社会的和谐安宁。

老年健康被视为老年人主动应对生命周期变化，发挥主观能动性，寻求自我满足的一种状态。这包括维持身体健康、积极调整心理状态以适应生活变化，以及积极参与社会活动以保持社交联系和归属感。这种全面的健康观念有助于我们更深入地理解老年人的健康需求，并为他们提供更加全面、人性化的健康服务，以支持他们在晚年保持健康、幸福和满足的生活。

根据 2021 年发布的《中国心血管健康与疾病报告 2020》，我国各类心血管疾病患者人数已达 3.30 亿，其中高血压患者人数为 2.45 亿，脑卒中和冠心病患者人数分别为 1 300 万和 1 139 万，后两者也是我国每年致死因素的前两位①。随着寿命的延长，老年人群中心血管疾病的发病率也在上升。步入老年之后，各项身体机能的退化导致各种身体机能障碍，不仅会使老年人在日常生活中产生各种行为不便，免疫能力的下降还会引起心血管疾病、肥胖等各类慢性疾病，严重影响生活质量。适当的体育锻炼活动不仅可以预防疾病，而且还能延缓多种疾病特别是慢性疾病的发生和发展。

一、体医融合对慢性疾病防治效果

我国体医融合目前正处于积极探索阶段，与体医融合的相关研究正在成为热点议题。在实践上，我国体医融合开创了政府牵头，社区提供场地资源，社区卫生服务中心和学校组建专家团队的模式。专家团队根据干预人群的体检指标和国家体质监测指标，联合医学、体育专家定制健康干预"运动处方"，并进行专业的线上线下健身指导。通过定期的处方微调和干预前后的数据对比，确认健康干预的有效性②。另外，体医融合模式可以更好地实现社区卫生服务机构的自身价值，专家团队可以针对"三高"等慢性代谢类疾病制定具体、规范化的管理方案，对老人们的生活方式和运动习惯开展宣传教育，并鼓励老年人积极参与体育锻炼，提高慢性病的控制率，减轻并发症，节省医药开支，缓解患者及家庭压力，从而提高老年人的生活质量。

二、体医融合在延缓衰老、维护身心健康等方面的效果

衰老是老年人对外界环境适应能力下降的过程，是各类慢性病的致病因素之一。对于抗衰老，医学领域正积极利用再生医学手段，研发修复机体衰老相关疾病的治疗方案，再辅以科学的运动健身处方，促进体医之间的相互协调、融合发展，以达到延缓衰老、维护身心健康的目的。研究表明，长期规律的运动能提升脑部血流循环，促进神经发生和血管的形成，并通过激素调节，增强骨骼、肌肉等组织器官的状态。尤其是对抗心血管衰老，运动可改善心肌代谢、增加心肌功能，从来提升心脏功能和心脏储

---

① 孟诗迪，王薇，殷鹏，等. 2005 年与 2020 年中国 60 岁及以上老年人 4 类重大慢性病疾病负担分析 [J]. 中国慢性病预防与控制，2022，30（5）：321-326.
② 秦东海. 我国体医融合服务模式发展现状与对策研究 [D]. 济南：山东师范大学，2022.

备能力①。运动还可以改善血管管壁厚度和血管僵硬度，延缓血管衰老，改善心血管系统的氧化水平，促进心血管健康。另外，衰老和衰退不仅体现在身体上，还体现在心理认知能力上。随着年龄增大，老年人的大脑逐渐萎缩，脑细胞数量减少，记忆力、抽象思维能力均有不同程度的下降。老年人的记忆障碍称为良性老年性记忆障碍，主要涉及再现过程的障碍，即不能自如地从以前的记忆中提取信息。老年人心理变化的特征还表现在性格和情绪的改变，随着年龄的增长，老年人性格和情绪的改变日趋明显，主要表现在小心谨慎、固执、消极悲观、情绪波动、自卑自责等方面。积极开展运动健身、运动康复、养生、慢病运动干预等服务，可深入挖掘老年人在运动健康方面的真实需求，形成以体医融合为一体的疾病管理与健康服务体系，这样可以延缓衰老，提高老年人患病后的生存时间，提高老年人的获得感和幸福感。

三、体医融合在防治高致残率疾病等方面的效果

脑卒中、痴呆、骨质疏松、慢性肺阻性肺病、类风湿性关节炎等疾病具有高发病率、高致残率等特点，随着老龄化进程加快和老年人口增多，此类高致残率疾病对患者、家庭和社会造成沉重负担。实践证明，通过科学的康复手段能加速高致残率疾病的恢复进程，预防并发症，减轻残障，从而提高患者的日常生活和活动能力。对于高致残率疾病患者，采用运动处方的社区康复也具有极其重要的作用。以简单经济的健身器械，进行以运动功能为主、兼顾平衡及柔韧性的康复训练，能够提高患者的自主行动和生活能力，大量减少照料人力和经济负担。研究表明，12周的有氧训练结合抗阻训练和一般家务活动，不但能改善患者心肺功能和睡眠状况，还能减轻患者抑郁和疲劳状况，且该效果能够保持在运动后6个月。采用太极云手训练干预后，患者的肺活量、氧脉搏、血压得到明显改善②。可见，运动处方可以提高运动能力，改善预后，降低高致残率患者的复发风险。

传统观念里，维护健康多依靠医疗技术，体育更多的是作为一种辅助手段，其功能和价值在于通过运动实现健康干预和健康促进，提高人民的

---

① 张星，李嘉，高峰. 运动裨益心血管健康：从分子机制到临床应用 [J]. 中国科学：生命科学，2022，52（2）：174-189.

② 许梦雅，梁莉莉，张振香. 脑卒中患者心肺运动康复运动处方个性化研制经验分享 [J]. 中国老年保健医学，2018，16（1）：6-7.

健康质量。发展老年体育，积极引导更多老年人参与运动锻炼，能够进一步提高老年人的健康状态和生活质量，助其安度晚年。但受各种因素影响，体育运动长期没有得到足够重视，面对复杂的体质与健康形势，仅依靠现有的以"药物治疗"为核心的卫生保健体系对各种慢性疾病的挑战应接不暇，也付出了高昂的医疗卫生开支。由此可见，体医深度融合可以有效促进老年人身心健康，从健康中国战略层面考虑，已成为新时代社会发展的必然要求。

第二章　国内外研究评述

第一节　国内研究

一、体医融合研究

（一）研究缘起

我国的体医融合研究可以追溯到 20 世纪 90 年代，早在 1995 年，国务院就颁布了《中华人民共和国体育法》和《全民健身计划纲要》，为体育服务健康奠定了基础，也为后来的体医结合和体医融合研究铺设了道路。在这一阶段，体育和医学领域开始尝试结合，但就整体而言，此时的探索较为初步，尚未形成系统的研究和实践体系。随着老龄化问题的不断突出，2009 年中共中央、国务院向社会公布了《关于深化医药卫生体制改革的意见》，这一政策的出台，使得体医融合研究在中国进入了更为具体和深入的阶段，一些前瞻性的学者和机构开始深入探讨体医融合的具体实践模式和实践路径。此后，学者们开始关注体育与医学的交叉领域，探索如何通过体育锻炼、运动干预等手段来预防和治疗一些老年性疾病，提高老年人的健康水平。接着，在 2016 年，中共中央、国务院正式印发《"健康中国 2030"规划纲要》，这一纲领性文件明确提出加强体医融合和非医疗健康干预，推动形成体医结合的疾病管理与健康服务模式。这一重要文件的发布标志着体医融合从酝酿探索阶段走向了实质性的发展，成为体育科学、临床医学以及公共卫生领域竞相探究的热点议题。2020 年至今，体医融合进入快速发展阶段。随着技术的不断创新和发展，体医融合也开始借助人工智能、大数据等新兴技术，为老年人提供更加精准、个性化的健康服务。

（二）主要研究方向

1. 健身与健康

在《"健康中国 2030"规划纲要》的引领下，全民健身与全民健康成为体医融合领域最为热门的研究方向之一，体医融合的内涵得到了深入探讨。学界提出了体医融合的理想化引导方式，包括健全政策与法规、将全民健身运动与医疗卫生服务相融合、将"体力活动"作为基本体征纳入问诊体系、培养复合型人才以及构建体医融合多部门协同参与机制等。同时，学者们对于体医融合在全民健身领域的应用路径进行了深入探索。例如，通过体医融合改变居民不良生活方式，增强居民的健康意识，提高居民的身体素质，从而达到促进健康的目的。这些研究不仅涉及理论探讨，还结合了丰富的实践经验。此外，多种体医融合的实践开展模式也被总结出来，如基层社区模式、健身机构模式、医疗机构模式、产学研合作模式以及多主体共建模式。这些模式各具特色，为体医融合在全民健身领域的实践提供了宝贵的参考①。总之，全民健身与全民健康领域的体医融合研究已经取得了丰硕的成果，这些成果不仅为实践提供了指导，也为未来的研究提供了方向。

2. 临床康复

体医融合在肌肉骨骼康复领域的研究取得了显著的进展，研究不同运动形式、强度和频率对肌肉骨骼疾病的治疗效果。例如，针对骨质疏松症、骨关节炎等常见疾病，研究如何通过运动增强肌肉力量、改善关节灵活性，进而减缓病情进展、减轻疼痛。对于需要手术治疗的肌肉骨骼疾病，研究如何通过术前和术后的运动康复，加速患者康复进程，减少并发症，提高手术效果。从生物学、生理学等角度，深入研究运动对肌肉、骨骼、关节等组织的影响机制，在肌肉骨骼疾病治疗中的作用，为制定更有效的康复方案提供理论支持。针对患者年龄、性别、疾病类型、病情严重程度等个体差异，研究如何制定个性化的康复方案，包括运动类型、运动强度、运动频率等方面的个性化调整，确保了康复方案的安全性和有效性②。

---

① 戴素果. 健康中国理念下老年健康促进的体医深度融合路径 [J]. 广州体育学院学报, 2017, 37（3）: 13-16.

② 王帝之, 李省天, 李鑫铭, 等. 健康中国战略下运动处方的临床实践 [J]. 体育科学, 2023, 43（11）: 89-97.

体医融合在改善心脏康复方面也做了深入研究，这些研究表明，通过科学合理的运动计划，可以帮助心脏病患者改善心肺功能，增强体力，减少心脏病再发作的风险，提高生活质量。例如，心脏病患者常常伴有体力活动能力下降、生活质量降低等问题，运动康复疗法可以帮助患者增加体力活动水平，提高生活质量和幸福感。此外，运动还能调节血压和心率，使其趋于平稳，调节血脂，升高高密度脂蛋白的浓度，进一步减少心肌梗死和中风的机会。在改善心脏功能方面，通过适度的有氧运动，如步行、跑步、骑车等，可以增强心脏的功能，提高血液循环和氧气供应，减轻血管阻力，降低心脏负荷，增加心肌收缩力和心脏排血量，从而改善心脏的整体功能[①]。

3. 老年健康

人口老龄化已成为我国重要的问题之一，体医融合针对老年人健康的研究涉及多个重要方面，特别是针对老年人的特定疾病治疗和认知功能的改善。这些研究不仅有助于人们更深入地理解运动对老年人健康的影响，也为制定更加科学、有效的运动方案提供了理论依据。在特定疾病治疗方面，体医融合的研究关注运动疗法在多种老年人常见疾病中的应用，如原发性高血压、创伤性僵直肘、肌肉衰减综合征等。这些研究通过探讨不同运动形式、运动强度、运动频率等因素对疾病的治疗效果，为老年人提供了个性化的运动康复方案。同时，近年来对运动疗法剂量效应的研究也逐渐深入，以明确改善老年人身体功能的最佳运动剂量。在认知功能改善方面，体医融合的研究通过设计随机对照试验法等方法，验证了不同运动形式对老年人认知功能的积极作用。这些研究不仅揭示了运动对认知功能改善的潜在机制，也为老年人通过运动延缓认知功能下降提供了科学依据。此外，从健康经济学的视角来看，体医融合增进老年人健康还具有降低医疗费用、减轻国家和企业经济负担的潜在效益。因此，推动体医融合在老年健康领域的应用和发展具有重要的现实意义。

4. 慢性病防治

体医融合预防和治疗常见慢性病中的研究也是一大热点。研究者通过设计不同的运动干预方案，如抗阻运动、有氧运动、中等强度有氧跑步运动、分段低强度有氧健走运动等，针对不同慢性病患者进行干预，以探讨

---

① 武亮，董继革，郭琪，等. 中国社区心肺康复治疗技术专家共识［J］. 中国老年保健医学，2018，16（3）：41-51，56.

运动在防治慢性病中的可行性和有效性。在糖尿病研究方面，体医融合更是热点之一。研究者通过对比不同运动方式、频率、强度和时间的干预效果，为糖尿病患者制定个性化的运动处方。这些研究结果表明，合理的运动处方能够有效降低血糖，改善胰岛素抵抗，增强患者的体质和心肺功能，提高生活质量。此外，体医融合还关注中华传统体育疗法在慢性病防治中的应用。实证研究表明，八段锦、五禽戏等运动方式能够帮助心脏病、高血压和中风患者缓解病情，特别是在控制血压、降低胆固醇等方面表现明显。研究还指出，这些运动方式对于提升患者的生活质量和减少心理压力也有积极的影响。对于其他类型的慢性病患者，如慢性阻塞性肺疾病患者，中华传统体育疗法同样适用，功法、站桩、呼吸吐纳等基本功能够明显起到增强体质、改善病情的作用。

二、老年健康研究

国内学者对于老年健康服务的关注起步较晚，20世纪90年代，随着国内对老年健康问题的日益关注，对于老年健康研究开始逐渐重视，早期的研究主要集中在对老年人的健康调查以及评价指标的探讨。不同的学者从不同的角度对老年健康进行了深入的研究，包括生理指标、健康状况的多维评价、保健指数、健康评价内容以及数据质量的影响因素等。在此之后，针对女性老年人的健康状况的研究受到了广泛的关注，这主要是因为在我国的高龄人群中，女性的比例明显高于男性，而女性本身又是一个相对脆弱的群体，其健康状况往往更易受到各种因素的影响。因此，如何保障和提升女性老年人的生活质量，特别是健康状况，成为了研究的重点。研究者们从不同的角度对女性老年人的健康状况进行了深入的探讨，通过调查老年妇女的躯体健康、生活功能健康以及精神心理健康的状况，强调了卫生保健、家庭保健、自我保健和社会保健在改善老年妇女生活质量方面的重要性。

随着《"健康中国2030"规划纲要》的印发，国内对于健康老龄化的实现路径有了更加明确的规划和方案，老年健康服务的研究也因此受到了更多的关注。关于老年健康服务的研究，国内主要集中在以下两个方面：首先，对老年健康服务需求的研究。这一领域的研究内容主要围绕老年健康服务需求的具体指标构建展开，学者们试图通过科学的方法，确定老年人对各类健康服务的需求程度。同时，还有研究者对老年健康服务需求的影响因素进行了实证分析，发现年龄阶段、收入水平和自理能力等因素对老年人的健康服务需求有着显著的影响。其次，对老年健康服务供给的研究。这一领域的研究主要关注老年健康服务的提供方式、服务内容以及服务效果等方面。学者们通过对现有的老年健康服务供给体系进行梳理和分析，提出了优化服务供给、提高服务质量的具体建议。同时，还有研究者关注不同地区、不同机构在老年健康服务供给方面的差异和问题，为推动老年健康服务均等化提供了有益的思路。

第二节　国外研究

一、体医融合

（一）"体医融合"基础理论研究

18～19世纪，国外医学界开始将研究重点集中在疾病预防和健康促进方面，体医融合的初步理念开始形成，并开始在实际医疗中得到应用。进入20世纪，这种理念得到了进一步的发展和完善。例如，英国开始盛行将体育与健康联系起来的教育思想，这为体医融合理论的发展提供了重要的教育背景和社会支持。此外，温斯洛在1920年提出的"健康促进"概念，进一步强调了体育与健康之间的紧密联系，为体医融合理论的发展奠定了基础。到了20世纪90年代，一系列行为改变理论开始被应用到运动干预与健康促进中，这些理论包括自我效能理论、阶段变化理论、计划行为理论和锻炼行为生态学理论等。这些理论为运动干预提供了更为深入的理论支撑，帮助人们更好地理解运动与健康之间的关系，以及如何更有效地通过运动来改善健康状况。

此外，国外学者还从社会学和经济学的角度对运动干预进行了深入研究。社会学的研究分析了运动对人力资本的影响，以及社会资本和社会网络对促进运动参与的影响。而经济学的研究则提供了关于运动参与的成本效益分析，有助于计算各种体育融合公共政策的成本或效益。总体来说，国外对于体医融合理论的研究已经从单纯的生物学领域扩展到了社会学、经济学等多个领域，形成了一个较为完善的研究体系。这些研究不仅为我们提供了深入理解运动与健康之间关系的理论框架，也为制定有效的运动干预策略提供了科学依据。

（二）发展模式研究

国外体医融合发展模式呈现多元化、精准化和个性化的特点。从地域上看，社区、工作场所和学校成为实施健康服务模式的关键领域，这些地方都是人们日常生活的重要组成部分，通过在这些地方推广体医融合的理念和实践，能够更直接地触达目标人群，提升整体健康水平。另外，国外体医融合非常注重数据的应用和精准医疗。通过大量的临床数据收集和分析，提供运动处方和物理疗法等手段，为患者提供个性化的康复和健康促进方案。患者可以主动参与治疗方案的制定，医患共同决策，这意味着患者不再是被动接受治疗的一方，而是积极参与到治疗方案的制订和执行过程中。医生则根据患者的具体情况和需求，制订个性化的运动处方和康复计划，以达到最佳的治疗效果。这种模式的实施需要医生和患者之间建立良好的沟通和信任关系，共同制定和执行治疗方案。

国外体医融合发展模式还受到政府政策的积极支持。通过制定法律、加强监管和评估，政府能够构建一个有利于体医融合发展的环境，促进各主体之间的协同合作，推动信息技术在医疗领域的应用，为体医融合发展提供了有力的法律保障。例如，美国明确了政府部门、多方主体的相关责任，并建立了责任评价机制。这种机制有助于确保各方能够按照职责分工，共同承担体医融合工作的责任。责任评价机制还能够对各方的工作进行监督和评估，确保政策的有效执行和项目的顺利实施。美国政府还构建了包括卫生与公共服务部、国立卫生研究院、运动医学会、国家卫生统计中心和体力活动指南咨询委员会等在内的多元服务平台，这些平台为政策制定、科学研究、健康教育提供了有力支持。除了卫生部门外，体育、教育、交通、城市规划等多个部门也积极参与到体医融合工作中来。这种跨界融合有助于形成合力，提高政策执行效率。

国外政府还加大对体医融合相关研究和产业的投入，包括资金、技术和人才等方面的支持。通过设立专项资金、建立科研平台、推动产学研合作等方式，国外政府为体医融合领域的研究和应用提供了强大的动力。这种投入不仅有助于推动体医融合技术的创新和突破，还能够促进相关产业的快速发展。国外政府还积极推动跨部门合作和资源整合，打破行业壁垒，促进医疗、体育、康复等领域的深度融合。国外政府通过建立跨部门协调机制、制定统一的行业标准和规范等方式，为体医融合的协同发展提供了有力的组织保障。国外政府还注重引导社会力量和资本参与体医融合的发展。通过制定优惠政策和激励机制，国外政府鼓励民营企业、社会资本等参与体医融合项目的投资和运营，推动形成多元化的服务体系和竞争格局。日本和德国还设立了与体医融合相关的医保服务，通过向受保者提供优惠券等形式的激励，鼓励他们参与各种体育运动，增强体质。此举不仅提高了消费者的健康水平，也为医疗保险公司带来了更多的商业机会。这种引导不仅有助于缓解政府财政压力，还能够激发市场活力和创新动力。

（三）促进健康研究

国外的研究者们对体医融合促进健康进行了大量的基础研究和应用研究。这些研究不仅涵盖运动生理学、运动医学、康复医学等多个学科领域，还涉及了不同人群、不同疾病类型的运动处方的制定和应用。例如，针对心血管疾病、糖尿病、肥胖症等患者，研究者们通过制定个性化的运动处方，结合饮食调整和药物治疗，探究其对提高患者生活质量、减少并发症的影响。一些研究显示，适度的运动能够有效降低心血管疾病患者的死亡率，提高糖尿病患者的血糖控制效果。针对青少年群体，体医融合的研究主要关注如何通过运动干预提升体质、预防疾病。研究者们通过实施运动计划，评估其对青少年身体发育、心理健康和学习表现的影响。研究显示，规律的运动可以改善青少年的心肺功能、身体素质，降低心理压力，提高学习效率。在康复医学领域，体医融合的研究关注如何通过运动处方帮助患者恢复身体功能。例如，针对骨科术后患者、神经康复患者等，研究者们通过制订个性化的运动计划，结合物理治疗和药物治疗，探究其对改善患者康复效果、减少并发症的作用。通过大量的临床试验和实证研究，研究者们逐渐明确了运动处方对健康的积极影响，

国外的研究者们特别注重运动处方的科学性和有效性。他们通过科学的评估方法，如心肺功能测试、身体成分分析、运动能力评估等，全面了解个体的身体状况和运动能力，制定出适合个体的运动处方，而后再组织医学、体育学、营养学、心理学等多个学科领域的专家共同参与，形成综合性的评估团队。国外的研究者们通过整合各自领域的知识和技术，为个体提供全面、细致的运动处方效果评估服务。这种跨学科的整合不仅提高了后期评估的准确性，也为后续的个性化健康管理提供了科学依据。同时，国外的研究者们还注重生理、心理、社会等多个维度的综合评估。在生理方面，通过医学检查和生理指标检测，评估个体的身体状况、疾病风险和功能状态；在心理方面，利用心理学量表和评估工具，评估个体的心

理状态、情绪变化和心理需求；在社会方面，关注个体的生活方式、社会环境和家庭关系等因素，评估其对健康的影响。这种多维度的评估方法能够更全面地了解个体的健康状况和需求，为制定个性化的健康管理方案提供重要依据。

（四）经济与社会效益研究

国外对体医融合的经济效益研究主要聚焦于其如何降低医疗费用、提高医疗服务效率以及推动相关产业的发展。首先，通过降低医疗费用来提升经济效益。研究显示，体医融合能够有效地改善人们的健康状况，减少慢性疾病的发生和降低并发症的风险，从而降低人们对医疗资源的依赖和医疗费用的支出。这种减少不仅减轻了个人和家庭的负担，也为整个社会的经济发展提供了有力支持。其次，体医融合通过提高医疗服务效率来促进经济效益。传统的医疗模式往往存在资源分配不均、效率低下等问题，而体医融合通过整合医疗和体育资源，优化服务流程，提高医疗服务的可及性和质量。这种模式的转变不仅提升了患者的满意度，也提高了医疗机构的运营效率，为整个医疗行业的发展注入了新的活力。最后，体医融合对于健康产业的推动作用显著。随着人们健康意识的提高，健康产业逐渐成为一个重要的经济增长点。体医融合不仅将体育与医疗紧密结合，还促进了健康食品、健身器材、健康保险等相关产业的协同发展。这种综合性的健康服务模式为消费者提供了更加全面和个性化的健康解决方案，从而推动了健康产业的快速增长。

国外体医融合的社会效益研究涵盖了多个方面，这些研究不仅关注个体健康水平的提升，还着眼于整个社会的健康和福祉。研究发现，体医融合在提升公众健康意识方面发挥了积极作用。通过结合体育和医疗的专业知识，体医融合项目向公众普及健康知识，引导他们积极参与体育锻炼和健康管理。这种综合性的健康教育模式有助于提高公众对健康的重视程度，促进健康行为的形成，从而降低疾病发病率，提高整体健康水平。体医融合不仅关注身体健康，也重视心理健康和社会适应能力。通过参与体育活动，人们能够释放压力，调整情绪，提高生活质量，同时，体育活动还能够增强人们的社交能力，促进社会交往和互动，有助于构建更加和谐的社会环境。

二、老年健康

（一）需求调查研究

随着全球老年人口比例的增加，各国对老年健康服务需求的调查和研究特别重视。通过问卷调查等方式，国外研究者们对老年人的服务需求情况和满意度进行了评估。调查结果显示，老年人的健康服务需求具有多样性和个性化的特点。随着年龄的增长，老年人可能面临多种慢性疾病和健康问题，因此他们需要定期的健康检查、疾病预防和康复治疗等服务。同时，由于其身体机能的下降，老年人对于居家照护、康复护理等服务的需求也在增加。此外，老年人在心理和社会支持方面的需求也不容忽视，他们渴望与家人、朋友和社区保持联系，参与社交活动，以缓解孤独感和抑郁情绪。因此，提供心理咨询服务、组织社交活动等也是老年健康服务的重要组成部分。在满意度方面，老年人对于服务的可及性、质量、价格等方面都有不同的看法，一些老年人可能认为现有的服务不够便捷或价格过高，而另一些老年人则可能对服务的质量和效果表示满意。

（二）体系构建研究

整合型老年健康服务体系构建的研究也是国外研究者关注的重点。美国、英国、日本、新加坡等国家在这方面已经取得了显著的成果。整合型老年健康服务体系强调将各类服务资源进行有效整合，包括医疗、康复、护理、心理支持等，以满足老年人在不同健康状态下的多元化需求。这种体系的建设不仅提高了服务效率和质量，也有助于应对快速老龄化的挑战。整合型老年健康服务有助于完善公共服务体系，降低医疗卫生公共支出，减轻政府财政压力。通过集中的社区照料替代昂贵的住院、急诊护理和居住照顾中心等方式，整合型服务模式有效降低了医疗成本，提高了资源利用效率。同时，统一评估机制实现了信息共享，减少了重复性工作和资源浪费，进一步提升了服务效率和质量。这种高效、经济的服务模式不仅促进了整体医疗服务体系的高效运行，也为政府的医疗卫生支出管理提供了有力支持。

（三）供给研究

国外对于老年健康服务供给问题也做了深入研究。首先，在供给主体方面，国外的研究强调多元化和协同性。除了政府作为主要的供给主体外，还积极引入社会资本、非营利组织、社区组织等参与老年健康服务的供给。这些多元主体通过协同合作，能够更好地满足老年人的多样化需求，提高服务的质量和效率。其次，在服务内容方面，国外的研究注重服务的全面性和针对性。除了基本的医疗和护理服务外，还关注老年人的心理健康、社会交往、生活自理能力等方面的需求。因此，服务内容通常包括健康咨询、心理疏导、康复训练、辅助器具等多个方面，旨在提高老年人的生活质量和幸福感。最后，在供给机制方面，国外的研究致力于优化资源配置和提高服务效率。这包括完善服务网络、加强信息化建设、推广家庭医生制度等措施。通过这些机制的创新，能够更好地整合和利用资源，提高服务的可及性和便利性。

第三章　实践与探索

第一节　体医融合的实践与探索

一、体医融合的发展与变迁

我国的体医融合的发展经历了体医结合、体医融合两个阶段：

第一阶段：体医结合（1995—2015 年）。

1995 年，国务院颁布了《中华人民共和国体育法》和《全民健身计划纲要》，这为新中国体育事业和全民健身事业的发展树立了里程碑，为体育服务于健康提供了法律和政策上的支持，并为体育服务于人民健康奠定了坚实的基础。此后，运动疗法逐渐被纳入医保体系。最初，这种方法主要应用于残障人群的康复，但随着时间的推移，人们越来越认识到缺乏体力活动是引发多种脏器疾病的重要因素之一。到 2010 年，为提升居民医疗保障水平，以治疗性康复为目的的运动疗法被正式纳入基本医疗保障范围。之后，科学健身的战略地位也逐渐得到确立。党的十八大强调了"坚持为人民健康服务"和"预防为主"的方针，为科学健身在中国健康促进体系中的地位奠定了基础。随后，政府考虑到 21 世纪健康需求的迫切性和重要性，于 2014 年将全民健身提升为国家战略。这一举措不仅强调了运动在健康促进和疾病防治中的积极作用，还推动了体育与医疗的深度融合。在这一阶段，人们还开始初步探索运动处方在应对健康危机中的应用。运动处方为健康促进、慢性疾病管理和功能康复提供了新的思路和方法。运动处方与传统的药物处方相结合，成为一种内源性的健康促进方式。此外，体医结合的理念也在这一时期得到了实践和推广。体育与医疗系统在各自需求的领域进行了初步的合作与探索，这种合作与探索在全国的部分城市和部分社区已经开始了尝试，并取得了一定的社会效益。总之，通过将运动疗法纳入医保、确立全民健身战略地位、不断探索运动处方应对健康危机，体育与医疗的结合成为这一阶段的主要特征。

第二阶段：体医融合阶段（2016—2019 年）。

2016 年年末，我国发布了《"健康中国 2030"规划纲要》，其中首次明确提出了"体医融合"的概念，确立了健康中国建设的国家战略，并强调加强体医融合和非医疗健康干预。这一战略性的规划为体医融合的发展指明了方向。随后，《全民健康生活方式行动方案（2017—2025 年）》和《中国防治慢性病中长期规划（2017—2025 年）》等具体政策相继出台。这些政策进一步鼓励在医疗机构开设运动促进健康的指导服务，推动运动处方库的建设和推广普及，以及中国人群体育健身活动指南的制定。这些措施有力地推进了全民健身与全民健康的深度融合。2017 年，体医融合的重要一步是体医融合促进与健康研究中心的成立。这个研究中心不仅致力于体医融合的理论研究，还开启了非医疗健康干预的实践探索。同年 5 月，体育与卫生健康系统的高层交流和协同工作也通过体医融合工作座谈会得以加强，这标志着体医融合在政策和实践层面都得到了高度的重视。此后，各地纷纷启动了各类体医融合的健康服务项目。2017 年年底，中国医体整合联盟成立，这是我国体医融合历程中的又一个里程碑。该联盟有效地汇聚了国内顶级的体育和医疗资源，为两个领域提供了一个前所未有的合作与服务平台。更重要的是，它的成立意味着体医融合已经从战略规划进入实质性的发展阶段。为了确保体医融合的深入和持续发展，专业人才的培养显得尤为重要。2019 年，国家体育总局体育科学研究所积极行动，举办了首届全国体医融合理论与应用培训班，这一举措极大地推动了体医融合知识的普及和专业水平的提升。随后，各地也围绕这一主题开展了大量的培训工作，为体医融合提供了坚实的人才保障。2019 年，青岛被选定为我国首个全面、系统化的体医融合试点城市，这无疑是对体医融合产业发展的一次大胆尝试和探索。青岛的试点不仅代表着体医融合产业正在迈向一个全新的阶段，更预示着该产业未来创新发展的新方向。

体医融合代表了体育与医疗两大系统的深度融合，旨在形成互补、互渗、互促的健康治理新局面。在政府的主导下，体育和医疗部门以及其他多元主体共同参与，以人民健康为核心，全面运用体育和医学的专业知识和技术，为各年龄阶段的人群提供健康服务。政策的持续出台进一步推动了体医融合在基地建设、联盟发展、人才培养和产业升级等多个方面的发展。这种服务模式不仅体现了健康治理的创新，还为人们提供了更为完善的健康保障体系。

二、体医融合的实质性探索

（一）政策与管理探索

《"健康中国2020"战略研究报告》和《"健康中国2030"规划纲要》等文件明确了健康中国建设的目标和路径。这些文件不仅关注医疗卫生服务体系的完善，还强调全民健身和全民健康的深度融合，体现了大健康、大卫生的理念。《中医药健康服务发展规划（2015—2020年）》《全民健身计划（2016—2020年）》等文件进一步细化了健康中国战略的实施方案。这些政策不仅关注了中医药健康服务的发展，还推动了体育与医疗的深度融合，旨在形成体医结合的疾病管理与健康服务模式。此外，政府还强调了中医在健康管理中的作用。《中医药健康服务发展规划（2015—2020）》等文件强调了中医在健康管理中的作用，提出了针对不同健康状态人群的中医健康干预方案或指南（服务包），并推广太极拳、八段锦等传统运动，丰富和发展中医体医结合服务。这些举措有助于发挥中医在预防和治疗疾病中的独特优势，提升人民的健康素养。

为响应国家号召，促进体医融合服务实践发展，各地结合自身实际，相继出台体医融合相关规划政策。例如，江苏省、山东省、河北省等地都出台了相关政策，明确了体医融合的目标、任务、保障措施等，为体医融合服务模式的落地实施提供了有力支持。一系列切实高效的政策供给与保障有力地促进了体医融合服务模式的发展。国家对体医融合顶层设计的完善使得我国体医融合服务模式在发展过程中有了克服各方融合阻碍的信心和底气。相关部门提供的场地、资金、人才保障计划也激发了市场介入的积极性，保护了市场活力。以上海嵌入式社区老年人体医融合中心的运营为例，政府的场地与资金支持有效缓解了市场压力，使得体医融合中心数量与规模不断扩大，发展前景向好。总体来说，从国家到地方层面的政策支持为体医融合的发展提供了有力保障，推动了体育与医疗的深度融合发展。

2017年4月，国家体育总局成立了体医融合促进与创新研究中心，该中心汇集了多个领域的专家学者，就体医融合的政策、人才培养、理论和实践等方面进行了深入交流，同时提出了体医深度融合的三个入手点，包括发挥各自技术优势、充分利用体育资源以及宣传和推广体医融合的健康观念。这个中心的成立标志着体医融合的探索开始走向规范化，有助于加强体育与医疗的深度融合。2017 年 12 月，中国医体整合联盟在北京成立，该联盟旨在整合国内医疗资源和体育资源，推动我国体育与医疗卫生系统的深度融合，以提高资源配置效率，进而促进健康中国的建设。

相较于社会组织与市场主体，政府部门及政府授权组织在体医融合中具有独特的优势和不可替代的角色。这些组织拥有极高的号召力与权威性，这使得它们在推动体医融合方面能够发挥核心和引领的作用。同时，政府部门及政府授权组织在体医融合的理念普及宣传上扮演着关键角色。由于其权威性，它们能够通过官方渠道广泛传播体医融合的重要性，提高公众对健康和运动的认识，从而促使更多人参与到体医融合的实践中来。在服务模式的实践探索方面，政府部门及政府授权组织同样发挥着重要作用。它们不仅能够制定和执行相关政策，为体医融合提供有力的政策保障，还能直接参与到服务模式的创新和实践中，推动体育和医疗资源的有效整合。此外，在市场化推动发展上，政府部门及政府授权组织也扮演着重要角色。它们可以通过制定优惠政策和提供资金支持等方式，鼓励更多的市场主体参与到体医融合的市场中来，从而推动整个行业的快速发展。在政府的宏观政策扶持与良好的管理之下，各级体育与医疗卫生机构得到了探索体医融合服务模式、供给体医融合服务的信心与保障。这不仅为这些机构提供了明确的方向和指导，还为它们创造了良好的发展环境。

全国各地方各类型的体医融合协会在我国体医融合的发展中扮演着非常重要的角色。这些协会和联盟由医疗卫生领域、健康管理领域的专家学者自愿组成，并积极开展各种形式的公益活动，普及体医融合知识，提高公众对健康管理的认识和重视程度。他们还为企业和机构提供咨询和服务，推动体医融合技术在实践中的应用和发展。另外，这些社会组织通过多种形式的活动，如学术研讨会、体医融合培训班、专业技能交流会等，积极推动体医融合理论、技术和实践的宣传与交流。这些活动不仅为专家学者们提供了一个分享经验、探讨问题的平台，还促进了体育与医学两大领域的深度融合。总体来说，这些社会组织在我国体医融合的发展过程中起到了重要作用。他们通过各种形式，促进了体育与医学的交流融合，为我国体医融合服务模式的开展与探索奠定了基础。未来，这些社会组织将继续发挥桥梁和纽带作用，推动我国体医融合事业向更高水平发展。

（二）体医融合的模式探索

《"健康中国2030"规划纲要》明确提出，要通过广泛开展全民健身运动，加强体医融合和非医疗健康干预，促进不同人群体育活动的干预，建立预防、康复、治疗一体化的健康服务模式，提高全民身体素质。通过调查发现，体医融合试点目前分布在全国21个省和3个直辖市，其中北京、上海、江苏、福建等经济发达地区的试点数量较多，发展也相对迅速，而中西部内陆地区如山西、内蒙古、陕西等地的试点则较少，且发展速度较慢。这一分布状况间接反映地域经济水平对体医融合试点发展的显著影响。体医融合的模式主要包含了以下四种模式。

1. 社区体质监测中心模式

社区作为人们日常生活的主要场所，在人口老龄化和健康服务供需失衡的大背景下，承载着越来越重要的健康服务功能。首先，体育活动是社区老年人群提高身体素质的重要途径，也是老年人群进行健身活动的重要基础，在提高社区居民的健康方面占有非常重要的地位。通过积极参与体育健身活动，老年人能够进行有针对性的体育锻炼，从而提高身体素质，预防慢性疾病的发生，增强身体的抵抗力。这不仅有助于老年人群保持健康，还能提高他们的生活质量。其次，体育活动有助于加强社区居民特别是老年人群之间的联系与交流。通过共同参与体育活动，老年人可以结识新朋友，拓展社交圈子，增强社区凝聚力，这种社交互动有助于缓解老年人的孤独感和抑郁情绪，提高他们的心理健康水平。

社区体质监测中心模式是一种创新的健康管理模式，它通过整合社区医疗资源和体育资源，为社区居民提供全方位的健康服务。这种模式的核心是在社区内建立门诊，将医疗服务和体育锻炼相结合，以改善居民的健康状况。在这个模式下，社区门诊不仅提供基本的医疗服务，还设有体质监测中心，为居民进行定期的体质测试和健康评估。通过这些测试，居民可以了解自己的身体状况，获得个性化的健康指导。同时，社区门诊还积极引导社区居民参与体育锻炼。体育锻炼是预防疾病、增强体质的重要手段，通过规律的运动，居民可以提高身体素质，增强免疫力，降低患病风险。社区门诊还会根据居民的体质测试结果，为他们制订合适的运动计划，提供专业的运动指导。此外，社区门诊会组织各种健康讲座和活动，提高居民的健康意识和自我保健能力。通过这些活动，居民可以了解更多的健康知识，学习如何预防疾病，保持健康的生活方式。所以，依托社区开展体医融合服务是推进健康中国战略的关键路径。

北京广营社区的体医融合项目是我国重点示范项目，是为了实现全民健康和全民健身的目标而启动的。该项目以"运动是营养"的理念为引导，通过设立社区体质检测站作为链接站点，开展一系列免费的身体检查活动，搜集医学数据，包括B超、心电图测试，血压、血糖测试，体成分测试、超声骨密度测试等。再将社区居民按所患慢性病种类分组，如糖尿病、心血管病和骨关节病等。该项目结合居民的具体身体情况，建立了医学指标健康大数据，为居民提供身体评估、健康教育、运动处方等服务。居民可以在社区体质检测站接受专业的身体评估，建立个人健康档案，基于评估结果，由经过专业培训的指导师为居民提供个性化的运动锻炼指导。该项目的特色在于"一三三制"的合作模式，即一名社区医生配备三名社会体育指导员，每位社会体育指导员再指导三名运动积极分子，形成广泛的健康指导网络。

此外，该项目还要求定期开展健康教育讲座，推广健康运动理念与生活方式，帮助居民树立正确的健康观念，形成科学的生活方式。朝阳区体育科学研究所负责科学锻炼指导师的培养、考核、认证与管理工作，确保指导师具备专业的知识和技能，能够为居民提供高质量的服务。在体质数据收集方面，体育院校的学生和专家也积极参与进来，他们走进社区，为居民进行6分钟步行实验、平衡能力、握力等体质检测。通过这些测试，研究团队能够得出居民的个人体质数据，进而评估其运动能力。这些数据为研究团队制订个性化的运动处方和健康管理计划提供了科学依据。

上海作为我国最早步入老龄社会、人口老龄化程度最严重的城市之一，在应对人口老龄化挑战、推动"健康老龄化"进程中展现出了前瞻性和创新性。特别是在"健康上海2030"规划的指导下，上海不仅在政策上给予了大力支持，更在实践中不断探索和尝试，推动了养老服务的多元化发展，取得了显著成效。

上海市四平路社区通过体医结合项目的实施，对社区的慢性病老年人群进行了有效的健康干预和管理。该项目以社区卫生服务中心存档的慢性病人群为基础，通过与社区签约的形式来开展健康服务。这些慢性病老年人群被编成3个健康管理小组，每组50人，并设立组长1名。健康管理小组模式在四平街道的四个站点平行进行，每个站点都配备了专业的服务团队。体医结合项目按照"1+2+1"模式组建服务团队，即每组配备 1 名全科医生，负责全程陪护；2 名社区指导员，提供健身指导；1 名健康管理组长，负责项目的监管与场地器材的维护。这种团队配备模式确保了体医结合项目的专业性和高效性。另外，体医结合项目分批分期地为老年人提供系统的健康与健身运动教育培训，聘请了医学专家到社区开展健康知识讲堂，普及运动处方概念，并强调科学运动的重要性，以预防疾病、缓解病痛。体医结合项目根据社区老年人的不同情况采用多种方式进行健康知识的宣传。对于识字困难或视力不好的老年人，体医结合项目通过讲堂的形式，让他们能够亲自接受健康知识的熏陶。同时，体医结合项目还通过开设如"五禽戏、练功十八法、太极拳"等传统体育项目班级，为老年学员们提供了一个系统、科学的锻炼平台。这些班级不仅根据学员们的身体状况量身定制锻炼计划，还通过全程跟踪记录和阶段性检测来评估锻炼效果，确保每位学员都能在安全的范围内享受到运动的乐趣。

上海市静安区大宁路街道还成立了"乐活空间"，作为嵌入式社区活动中心的代表，为社区及方圆一到两千米范围内的 55 岁以上，能够独立活动的中老年人提供了安全、舒适且科学的健身环境。其服务内容涵盖了体质检测与评估、专业适老化健身器材与康复治疗师现场指导、个性化运动处方制定、科普知识讲座以及文娱社交环境等多个方面，有效解决了老年人科学健身和情感交流的需求。乐活空间通过科学评估老人的身体状况，为其配备适合的健身器材和专业的指导，确保了运动的安全性和有效性。同时，通过制定个性化的运动处方，乐活空间为每位老人提供了更具针对性和科学性的运动计划，有助于他们更好地保持健康。此外，乐活空间还通过科普知识讲座和文娱社交环境，为老年人提供了学习交流的平台，增强了他们的社交互动和归属感。在建设经营方面，乐活空间采用了政企合作的半公益模式，得到了上海市人民政府的大力支持。根据不同社区的综合实力，乐活空间采取了两种主要的合作模式：一种是街道出资，尚体健康科技有限公司承包整个项目的执行；另一种是政府组织、尚体健康科技有限公司共同出资，尚体健康科技有限公司进行项目执行。这两种模式确保了乐活空间在运营上的灵活性和可持续性。上海市民政局和上海市体育局也通过提供健身补贴等方式，积极推广乐活空间项目，吸引了更多老年人参与。乐活空间主要选择老龄化程度较高的老社区，这些地方的老龄化程度普遍高达 40%以上。这样的选址策略确保了乐活空间能够更直接地服务于目标群体，满足他们的需求。这种公建民营、政企合作的半公益模式，成功地将体育产业与公共服务深度融合，构建了一个专为社区老年人服务的体养融合中心。这一创新模式不仅将体育产业和公共服务延伸到基层，而且将体育、养老和健康元素融为一体，形成了全新的服务业态。

湖北省专为 60 岁及以上老年人设计了综合性体育活动——福寿康宁老年人体育健身系列赛事。福寿康宁老年人体育健身系列赛事由湖北省文化和旅游厅、湖北省体育局及湖北省老龄委等多个单位联合主办，每年举办多场比赛和活动。该赛事以基层社区为单位，通过不同地级市的自主选拔，最终各市派出自己的代表队参加省级健身系列赛事，为老年人提供了一个展现自我、互相交流学习的舞台。该赛事内容丰富多彩，包括各种球类、田径、游泳等运动项目，以及文艺、书法、摄影等文化活动，旨在通过不同形式的体育竞技和文化娱乐活动，提高老年人的身体素质和精神文化水平。自 2018 年首届福寿康宁老年人体育健身系列赛事举办以来，这一活动已经连续举办了五届，每年直接参与赛事活动的人数近万人。赛事的成功举办，不仅点燃了老年人的运动热情，也推动了老年人体育事业的发展。除了体育竞技项目外，福寿康宁老年人体育健身系列赛事还鼓励老年人积极参与志愿服务，推动老年人参与社区建设和发展。这不仅有助于提升老年人的社会责任感和归属感，也促进了社区的和谐与发展，对于社会稳定、民生保障以及经济发展都具有重要意义。福寿康宁老年人体育健身系列赛事的举办，不仅是我国积极应对人口老龄化的重大举措，也是推动老年体育事业发展的重要手段。

厦门社会体育发展中心于 2019 年 6 月启动建设了体医融合示范社区的试点项目，并配套出台了详尽的建设实施指南。这一项目的实施，标志着厦门市在探索体育与医疗深度融合、促进社区居民健康水平提升方面迈出了新的步伐。厦门体医融合服务模式的核心在于其多方参与和协作。政府作为项目的领导者，为项目提供了方向和支持；社区则作为资源的提供者，为项目的实施提供了必要的场地和设施；社区卫生服务中心和高校相关专家共同组建了专业团队，为社区居民提供了科学、专业的体医融合服务。这种"政府—社区—医院—高校"的协作模式，确保了项目的高效运行和服务的专业性。项目团队首先对社区内的亚健康患者进行了全面的疾病筛查和体质监测，通过收集和分析这些数据，团队能够准确了解居民的健康状况和需求，为后续的运动处方制定提供科学依据。随后，依据评估报告，团队为每位患者量身定制了运动处方，明确了运动项目、强度、频率等关键要素。在专业人员的指导下，患者们积极参与体育锻炼，通过运动改善健康状况。经过 6 个月的运动干预后，实践取得了显著成效，上百名参与者的血压、体重、血糖、血脂和胆固醇等关键健康指标均出现了积极的变化，健康状况得到了明显改善。这一结果不仅证明了体医融合服务模式的有效性，也为今后在更大范围内推广这一模式提供了有力的实践支撑。厦门体医融合示范社区项目不仅为居民带来了实实在在的健康益处，也为其他城市提供了可供借鉴的经验和模式。

青岛市崂山区社区卫生服务中心内设体检自测区、随访区、健教区、就诊区、远程会诊室等功能区域，不仅提供基本的医疗服务，还充分利用信息化手段来规范全科诊疗服务流程，确保服务的高效性和准确性。针对辖区内高发的四种慢性病患者及并发症患者，中心实施了早筛、随访、高危人群筛查等措施，并根据筛查结果进行分级分层管理。这种个性化的管理方式能够更有效地预防和控制慢性病的发展，提高患者的生活质量。在每年的中老年体检中，中心还特别注重中医健康理念的推广，通过一系列中医相关问题了解受检者体质，并根据诊断结果发放相对应体质的健康教育折扇，指导居民通过调整饮食结构、改善不良生活习惯及锻炼调理的方式，达到"未病先防""既病防变"的效果。这种中医结合西医的健康管理方式，更符合中国人的健康需求，有助于提高社区居民的整体健康水平。此外，中心还积极响应国家政策，开展了家庭医生签约工作。通过这一工作，中心已经基本形成了以家庭医生团队为基础网底的"四高共管、六病同防"一体化综合防治服务体系，这一体系能够确保居民在享受基本医疗服务的同时，还能得到个性化的健康管理和预防服务，从而进一步提高居民的健康水平和生活质量。

2. 体育机构模式

近年来，随着体医融合工作的深入实践，涌现出了多种以体育机构为服务供给主体的体医融合服务模式。这些模式不仅充分利用体育机构现有的设施和资源，还结合医疗康复的专业知识和技术，为人民群众提供更加全面、个性化的健康服务。体育健康综合体是在传统体育场馆的基础上进行的一种创新尝试，它通过开辟新的健康服务功能区，吸引医疗、保健、康复等相关机构入驻，实现了健身休闲与其他健康服务的有机融合。这种全新模式不仅丰富了体医融合的服务供给，也为公众提供了更加全面、专业的健康服务。

常州奥体体育综合体就是体育机构模式的典型代表，自 2016 年 3 月起，常州奥体中心与常州市体育医院开展合作，共同建设体育健康综合体。常州市体育医院在常州奥体中心开设了综合门诊，涵盖了康复医学科、中医骨伤科、运动医学科等多个科室，配备了先进的理疗仪器和专门的运动康复场地。体育健康综合体的优势在于其能够优化资源配置，将休闲健身与医疗及健康管理监测等不同类型专业人才相整合，通过综合体全面的医学与体质检测设备，可以为公众提供个性化的运动指导与监督，确保健身过程的安全性和有效性。这种服务模式不仅提高了健身与康复的效果，还充分发挥了运动疗法在健身康体、慢性病预防与康复等方面的作用。此外，体育健康综合体还促进了体育产业和医疗产业的融合发展。通过吸引医疗、保健、康复等相关机构入驻，体育场馆能够扩大其服务范围，提高经济效益，同时，医疗、保健、康复等相关机构也能够借助体育场馆的场地和人流优势，拓展其业务领域，实现互利共赢。以体育机构为服务供给主体的体医融合模式在推进健康服务方面展现了显著成效，这种模式不仅注重体育与医学在技术层面的融合，更能在体育与医疗卫生部门的机构职能融合上有所作为。

2003 年，苏州阳光健身卡项目启动，该项目的实施充分体现了健康投资理念。该项目通过将健康防治的关口前移，充分发挥体育的健康促进功能，有效地缓解了医疗卫生系统的压力。2006 年苏州市社会保险基金管理中心也加入该项目，将医保余额资金划入个人阳光健身卡，进一步推动了该模式的普及和发展。

苏州市的成功试点带动了江苏地区体医融合服务模式的发展。目前，苏州、南京、徐州等地已经开通了医保资金购买体育健身服务的项目。这些地区将医保资金与体育健身服务相结合，为民众提供了更多的健康选择。这种体医融合的服务模式有助于优化健康资源配置，提升健康服务效率。体育与医疗卫生系统的资源整合与相互协同能够更好地满足民众的健康需求，提升全民健康水平。同时，这种模式也为体育产业和医疗卫生产业的融合发展提供了新的思路和方法。目前，全国各地在医保资金购买健身服务方面，已经形成了四种主要的模式：定额划拨、按余额比例划拨、直接刷卡和间接刷卡。这些模式各具特色，旨在通过医保资金的合理使用，鼓励民众参与体育健身活动，提升国民健康水平。

（1）定额划拨模式。以烟台为例，烟台市实施了《烟台市职工基本医疗保险定点运动健身场馆管理办法》。根据该办法，参保人员到定点场馆进行运动健身消费时，实行定额管理。具体来说，每个参保人员在一个自然年度内可以享受定额 1 000 元的健身消费额度，每次消费按照实际消费额度即时结算。这种模式的好处是简单明了，方便操作，能够确保每位参保人员都有一定的健身消费额度。

（2）按余额比例划拨模式。以泰安市为例，泰安市规定，参与缴纳职工基本医疗保险且个人账户年度余额超过 1 000 元的个人，可以将余额用于支付健身消费，具体的划拨比例可能因地区和政策的不同而有所差异。这种模式的优势在于能够充分利用医保个人账户的余额，鼓励个人参与体育健身活动，同时也有助于提高医保资金的使用效率。

（3）直接刷卡模式。以潍坊市为例，潍坊市规定本市职工可以使用医保余额中超过 3 000 元的部分到指定的健身场所进行健身消费。这种模式下，参保人员可以直接在健身场所使用医保卡进行支付，无须先划转资金到健身卡内。这种方式简化了流程，提高了便利性，同时也鼓励了更多的职工参与体育健身活动。

（4）间接刷卡模式（苏州模式）。前文提到的苏州"阳光健身卡"项目就是这种模式的一个典型代表。参保人员首先需要将医保卡内可以用于健身消费的金额划转到健身卡内，然后再到指定的健身场馆进行健身消费。这种模式需要参保人员提前进行资金划转操作，但能够确保资金的安全性和使用的专属性。通过阳光健身卡项目，苏州市成功地推动了体育与医疗卫生的融合发展，为其他地区提供了有益的借鉴。

阳光健身卡模式经过多年的探索和实践，已经形成了较为完善的医保资金购买体育健身服务的模式。这一模式在满足群众健康需求的同时，也成功构建了医保系统和体育系统之间的多种协作机制，极大地促进了双方职能的有机融合。

3. 医院健康指导中心模式

近年来，以医疗机构为服务供给主体的体医融合服务模式在我国得到了迅速发展，相关体医服务机构不断增多，其中，运动处方门诊是最为常见的服务形式。运动处方门诊由于其医疗主体属性，必须遵循卫健委的相关门诊建设与处方开具规定，从而确保其诊治流程的规范化。除了基本的运动处方服务外，一些机构还进一步扩展了服务范围，提供了包括康复、膳食等在内的多元化服务。

北京的医疗资源丰富，医疗技术先进，自然在运动处方门诊的开设和发展上也走在了全国前列。北京大学人民医院、北京市海淀医院、中国医学科学院阜外医院等多家综合医院或专科医院开设的运动处方门诊，为冠心病、"三高"疾病、糖尿病等慢性病患者提供了专业的健康服务。这些门诊不仅服务于普通人群和亚健康人群，也关注康复人群和慢性病患者，通过体检和运动处方的开具，为患者提供个性化的健康管理方案。运动处方门诊的开设，使得医生能够更全面地了解患者的身体状况和运动需求，为患者制订更加科学、合理的运动计划。这不仅有助于改善患者的身体健康状况，还能提高患者的生活质量。同时，运动处方门诊也为患者提供了一个与专业医生直接交流的平台，使患者能够更好地了解自己的健康状况，并接受专业的健康指导。运动处方门诊的开设也体现了医疗服务领域的新理念，即"以患者为中心"，注重患者的全面健康管理和个性化服务。这种服务模式不仅有助于提高医疗服务的质量和效率，还能增强患者的信任感和满意度。

温州市在促进全民健身与全民健康深度融合方面采取了国民体质测试与医疗健康体检结合的方式。温州市人民政府发布了《市府办关于印发温州社会力量办体育试点 2018 年重点工作实施计划的通知》和《关于在市区部分医院试点开展国民体质测试与医疗健康体检相结合工作的通知》，正式启动了这一试点项目。在温州医科大学附属第一医院、温州市中西医结合医院等试点，国民体质测试与市民医疗健康体检进行紧密结合，市民在接受常规医疗健康体检的同时，也可以进行国民体质测试，从而获得更加全面的健康评估。测试的结果将被用于为市民提供医疗、健康、运动三张处方，简称"两报告、三处方"。具体来说，"两报告"指的是医疗健康体检报告和国民体质测定报告。医疗健康体检报告涵盖了市民的身体状况、疾病风险等方面的信息；国民体质测定报告侧重于评估市民的体能水平、运动能力等方面。通过这两份报告，市民可以对自己的健康状况有一个全面的了解。"三处方"则是基于这两份报告，为市民量身定制的医疗、健康、运动处方。医疗处方主要针对市民的疾病风险和身体状况，提供针对性的治疗建议；健康处方侧重于市民的生活习惯、饮食营养等方面的调整；运动处方则根据市民的体能水平和运动能力，提供个性化的运动建议，帮助市民通过运动改善健康状况。

国民体质测试与医疗健康体检结合试点的实施涉及多个部门和单位的协作。具体来说，温州市体育局负责试点医院国民体质测定设备、软件的资产管理和维护、更新工作，确保设备的正常运行和数据的准确性。另外，温州市体育局还要对试点医院上岗人员进行培训及其他业务指导，确保测试人员具备专业知识和技能，能够正确操作设备和解读数据。温州市卫健委负责试点医院"两报告、三处方"的组织实施工作，确保试点工作按照计划有序进行。温州市卫健委还要做好试点医院的人员、场地等统筹工作，确保测试工作有充足的人力和物力支持；配合体育局做好硬件安装和软件测试工作，确保测试系统的稳定运行；选派试点医院工作人员参加上岗培训，提高他们的业务能力和服务水平；协调医院解决试点工作中的其他问题，与体育局共同推进试点工作。温州市下辖的县（市、区）人民政府作为各县（市、区）试点医院实施"两报告、三处方"工作的责任主体，负责指导、督促各自县（市、区）体育局、卫计局加强合作和管理；协调解决试点医院在实施过程中遇到的困难和问题，确保试点工作的顺利进行；加强对试点工作的宣传和推广，提高市民对试点工作的认知度和参与度。温州各试点医院作为"两报告、三处方"的具体实施部门，负责日常测试工作和人员管理；确保测试工作的准确性和高效性，为市民提供高质量的国民体质测试和医疗健康体检服务；按时录入当日数据，确保数据的及时性和准确性，为数据分析和政策制定提供基础；加强与体育局、卫健委等相关部门的沟通和协作，共同推进试点工作的深入发展。

2018 年 11 月，济南市卫健委、济南市中医药管理局、济南市体育局等多个部门联手，在济南市中医医院和济南市全民健身中心共同成立了济南市全民中医健康管理中心。这一中心的成立标志着济南市在体医融合领域迈出了实质性的步伐，成为该市的首家"体医融合"中医运动康复门诊。济南市全民中医健康管理中心拥有一系列专业服务性功能区，包括体质监测功能区、运动损伤诊治功能区和健身指导功能区等。这些功能区配备了体质检测与监督、运动能力测试与风险筛查、康复理疗仪、健身运动器材等专业仪器设备，确保为居民提供全面、专业的健康服务。该中心提供的健康服务种类丰富，受众人群广泛，不仅包括运动损伤诊治与康复、中医关节保养、推拿按摩放松等传统医疗服务，还涉及慢性病预防与康复、科学健身指导等多元化服务。这些服务满足了不同居民的健康需求，为济南市民提供了便捷、高效的健康管理途径。值得一提的是，济南市全民中医健康管理中心在体医融合方面有着独特的优势。该中心依托济南市中医医院的中医背景，在开具运动处方的同时，也能根据患者的具体情况开具中药处方。在运动康复治疗过程中，该中心还结合传统针灸按摩、中药调理、饮食营养等中医方法，充分发挥了体育的健康促进功能与中医医学的特殊作用。这种体医融合的服务模式不仅提升了健康管理的效果，也增强了居民对中医文化的认同感和信任感。通过整合体育和中医的优势资源，济南市全民中医健康管理中心为济南市居民提供了更加全面、个性化的健康管理服务，成为济南市乃至全国体医融合发展的新典范。

4. 政府与市场相结合模式

近年来，体医融合服务模式的发展呈现出多元化趋势，不仅社区、体育机构和医疗机构成为主要的服务供给主体，企业、高校、科研机构等也积极参与到体医融合的实践中来。例如，北京体育大学以校企合作的形式建立体质健康大数据平台和运动处方师培训基地，发挥了体医融合在增强体质、促进健康、防控慢性疾病等方面的作用。首都体育学院成立了体医融合创新中心，体医融合创新中心还与北京市朝阳区来广营乡人民政府合作，共同推动建设了我国第一个依托医联体的社区体医融合健康联合体。泰山体育集团与北京大学人口研究所的合作方案也为我们展示了这一趋势下的新模式和新成果。泰山体育集团凭借其在体育设备研发、设备集成方面的技术实力，以及为国际、国内大型体育赛事提供服务的品牌优势，与北京大学人口研究所在体医融合领域进行了深度合作。北京大学人口研究所在运动促进健康方面积累了丰富的经验，拥有优质的医疗资源。双方的合作实现了优势互补，共同探索体医融合的新模式和新路径。这一合作模式的核心在于将体育运动的理念和方法与医学健康服务相结合，通过共建平台进行理论转化和成果应用。借助互联网大数据技术，联合体能够实时监测人群的健康问题，为个人提供精准的健康管理方案。这种科技助力健康的方式，不仅提高了健康服务的效率和质量，也增强了人们对体医融合服务的认知和信任。在试点阶段，联合体首先针对北京大学近 5 000 名退休教职工和在校生进行了小范围尝试，通过不断调整和优化，逐步扩大了试点范围，涵盖了北京大学管辖的 7 个社区。这种逐步推进的方式确保了体医融合服务的可行性和有效性，为未来的推广应用奠定了坚实的基础。

（三）体医融合专业人才培养探索

高校是体医融合人才培养的重要阵地。我国高校在体医融合人才培养方面已经取得了很大的进展。体医复合型人才，不仅需要具备扎实的专业知识和技能，还需要具备高度的责任感和使命感，以确保为公众提供安全、有效的健康服务。成都体育学院率先成立了运动医学与健康学院，随后，北京体育大学、上海体育学院、武汉体育学院和广州体育学院等高校也相继增设了相关专业和学位点，与此同时，中国医科大学、上海中医药大学、山东中医药大学等医学院校也相继开设了运动医学方向的专业。这些专业不仅结合中医的医学特色，还注重体育与医学的交叉融合，旨在培养具有开具运动处方能力的体医复合型人才。特别是山东中医药大学等高校，不仅设有中医学专业（运动医学方向），还设有社会体育指导等相关体育专业，实现了医学与体育的双向培养。这种培养模式不仅有助于提升医学生的体育素养和健身指导能力，还能为体育专业的学生提供医学知识的支持，使他们能够更好地了解运动损伤的预防和治疗，为公众提供更加科学、专业的健康服务。目前，我国已有 77 个高等院校设立了运动康复专业，涵盖了体育类、医药类、师范类、综合类和理工类院校，形成了多元化的专业设置和学科体系。这显示出我国在这一领域的快速发展和广泛布局。

针对有体育和医疗背景的在职人员的培训，是一个高效且实用的模式，可以快速提高他们的运动处方制定和实施能力。从 2017 年 8 月开始，北京体育大学、南京体育学院、四川省骨科医院、山东体育学院等机构陆续申报并获批中国体育科学学会运动处方师培训基地，这是一个积极的信号，表明我国已经开始重视并推动运动处方师培训的发展。这些培训基地依托高校继续教育学院等院系部门，定期开展运动处方师培训班，分别针对体育学教育背景学员和医学教育背景学员，确保培训内容的针对性和实用性。培训班的课程设置非常全面，从运动处方理论体系到各特殊人群运动处方的制定，再到慢性病的运动处方方案课程，形成了一个循序渐进的授课内容过渡。这种系统的培训模式能够帮助学员全面掌握运动处方的相关知识和技能，提高他们的专业水平。报名参加培训的人员多为高校教师、康复医师、社会体育指导员、健身教练等，他们多具有体育或医学学历背景或从业背景，这为培训班的成功举办提供了有力的人才保障。截至 2020 年 11 月底，这些培训基地共举办 16 期运动处方师培训班，1 900 余名学员获得了运动处方师证书。

（四）现代科学技术的应用探索

近几十年来，我国竞技体育水平取得的飞速发展确实离不开科学技术的进步。我国体育机构中的科研所、高校实验室、附属医院等相关研究机构，在职业运动员的康复与医疗、竞赛与训练、监测与保障等方面进行了长期深入的研究，这些研究不仅帮助我国运动员在国际赛场上取得了优异成绩，同时也取得了大量的运动医学研究成果。这些研究成果早先主要服务于高水平职业运动队或俱乐部，但随着全民健身与全民健康深度融合的提出，以及健康中国建设的稳步推进，相关研究机构开始重视将研究成果服务社会，并逐渐加强在体医融合方面的研究。这也使得原先只服务于高水平运动队的仪器设备，现在也开始出现在国民体质监测中心、医院康复治疗科，甚至社区健康服务中心。受过培训的社会体育指导员现在可以通过先进的仪器设备，对运动参与者进行完善的体质检测，并出具包含多项身体健康数据的报告，然后据此开具个性化的运动处方，这在几年前是难以想象的。这大大丰富了基层群众参与体医融合服务的路径与模式。

物联网技术的应用也为体医融合服务带来了更多可能性。技术人员通过穿戴设备如带芯片的运动手环、心率胸带与智能服装等，结合云平台，可以实时收集、上传与分析体育运动参与者的体温、心率、脉搏等生命指征数据信息，为运动参与者提供实施监督保障。这种技术使得群众参与体育健身与医疗服务不再受时间和空间的限制，大大提高了服务的便捷性。浪潮集团与山东大学合作，依托大数据与 AI 平台，构建了一个线上运动处方平台与线下社区健康自主管理的一体化体医融合服务模式。这一模式允许用户通过健康监测设备实时上传体征数据至线上 AI 分析平台，平台据此获取专业的运动健身医务监督和指导。同时，根据收集的数据，平台还可以为用户安排线下社区健康服务，如健身课程等，实现线上线下相结合的服务模式。此外，体医融合机构与企业正在兴建大健康数据库、身体状态实时监测中心、运动处方库等大数据中心，这些中心通过对监测与收集的数据进行具体分析，能够为用户提供针对各种慢性疾病与亚健康状态的个性化运动处方，并通过手机 App、指导视频或直播健身课等多种形式，提供用户自主选择的教学服务内容。2020 年之后，大众对健康的关注度进一步提升，居家锻炼成为热门话题。这也为"体育+医疗"方向的可穿戴体育产品与线上服务提供了广阔的发展空间，使其成为体医融合服务模式发展的蓝海。

第二节　老年人健康服务探索

一、政策持续推进

目前，我国正在快速步入老龄化社会，老年人口的急速增长导致基本养老和医疗保险等公共支出快速增长，给社会保障体系的可持续性带来了严峻考验。同时，老年群体的高患病率和失能率也对医疗服务和健康服务提出了更高要求。党和政府高度重视人民健康问题，并提出实施健康中国战略。这标志着党和政府在健康问题上发生了根本性的认知变化。这一变化不仅体现在对老年健康问题的重视程度提升上，更体现在政策理念和政策目标的转变上。政府开始更加注重从预防、治疗到康复、护理的全链条健康管理，致力于构建更加完善、更加高效的老年健康服务体系。

以 2016 年为时间节点，可以将 1999 年进入老龄化社会以来我国老年健康服务的发展划分为两个阶段：

第一阶段（1999—2015 年）：基础建设与初步发展。

这一时期，我国迅速调整政策，从城市开始大力发展社区卫生服务工作，特别是加强社区服务中心的建设，旨在建立健全以社区卫生服务为基础的老年医疗保健网络。随着社区服务网络基础的逐步建立，政策重心开始转向连续性医疗服务资源的不足。从"十二五"开始，我国明确提出要逐步加大老年病医院、护理院、老年康复医院和综合医院老年病科等老年医疗卫生机构的建设。这一转变不仅反映了我国对老年医疗健康工作的持续关注，也体现了我国对老年人连续性健康服务需求的深刻认识。与此同时，全国范围内的养老服务也迎来了快速发展，体医融合政策实践随之兴起。这一政策的实施，进一步推动了老年运动医疗保健与养老服务的融合，为老年人提供了更为全面、连续的服务。体医融合的快速发展，不仅满足了老年人对连续性健康服务的迫切需求，也促进了健康导向的整合型服务的形成。

纵观进入老龄化社会十五年以来的发展，可以清晰地看到，在纵向上，政府和社会对老龄事业以及老年医疗健康工作的重视程度在不断提升。这种提升不仅体现在对全民医保和基本公共卫生服务的长远制度安排上，也体现在对人口老龄化形势的积极应对上。政府通过加大资源投入和政策支持力度，不断提高医疗卫生服务的适老性，确保老年人能够享受到更加优质、便捷的医疗服务。

在横向上，老年医疗保健服务的涵盖范围也在持续拓宽。服务内容从最初的重视疾病治疗，逐渐扩展到健康管理、康复护理、长期照护以及体医融合型服务等多个方面；服务对象从传统的老年患者或病人，扩展到高龄、失能以及一般老年人；服务空间从城镇拓展到农村，确保更多的老年人能够享受到高质量的医疗保健服务。

第二阶段（2016年至今）：深化改革与高质量发展。

2016年8月，全国卫生与健康大会的召开标志着中国对健康服务的高度重视达到了新的高度。习近平总书记强调，要将人民健康置于优先发展的战略地位，并明确了健康服务的内涵和目标，即确保广大人民群众能够享受到公平、可及、系统、连续的预防、治疗、康复、健康促进等全方位健康服务。这一战略理念的提出，不仅为中国的医疗卫生和养老服务领域指明了发展方向，也为中国应对人口老龄化挑战提供了有力支撑。

随着健康中国战略的深入实施，这一理念开始全面贯穿和体现在各部门和各领域的政策和行动中。特别是在老年健康服务领域，我国通过出台一系列政策文件，如《"十三五"国家老龄事业发展和养老体系建设规划》《"十三五"健康老龄化规划》《关于建立完善老年健康服务体系的指导意见》《"十四五"健康老龄化规划》等，逐步形成了清晰的目标路线和完善的政策体系。

这些政策文件不仅强调了老年健康服务的重要性，还提出了具体的政策措施和实施方案。其中，《"十三五"国家老龄事业发展和养老体系建设规划》专门开辟了健康支持体系章节，强调了老年健康服务供给侧结构性改革的重要性。我国通过加强基层医疗服务能力建设、完善老年人健康管理服务等方式，不断满足老年人日益增长的多元化、个性化健康需求。

在政策的推动下，中国老年健康服务逐渐步入快速发展轨道。从单项突破到综合推进，从体医融合领域向养老服务领域延伸，体医融合成为养老服务体系建设的重要目标之一。这一变化不仅体现在政策层面，也体现在实践层面，越来越多的医疗机构和养老机构开始探索医养结合模式，为老年人提供更加全面、连续、便捷的健康服务。

二、法治化管理

法治化管理是推动健康服务支持体系有序发展的重要保障，它不仅涵盖了法律制度的制定，更涉及法律实施和法律监督等一系列活动。在健康养老服务支持体系中，法治建设起到了至关重要的作用，法律和制度可以引导多元主体协同供给，规范服务支持体系的健康发展。健康养老服务支持体系的多元参与意味着不同主体之间有着不同的目标追求和异质性的利益偏好。由于责任的分化，这些主体之间必然存在一个不断博弈的过程。当这些多元参与主体在行动逻辑和治理行为上采取不同策略时，如果没有建立有效的服务供给网络和功能衔接的服务支持机制，老年人的利益很可能会受到损害。在这种情况下，以法律原则为框架，对各参与主体的行为进行具体规定与细化显得尤为重要。通过法律手段明确各方的权利和责任，可以促使养老服务支持体系协调运转，确保服务的连续性、稳定性和高效性，这不仅有助于保障老年人的基本权益，提高他们的生活质量，也有助于提升整个社会的福祉水平。因此，加强健康养老服务支持体系的法治建设，是实现其有序发展的必要条件。只有通过法律制度的约束和规范，才能确保各参与主体在追求自身利益的同时，能够为老年人提供高质量、高效率的养老服务。同时，这也需要政府、社会组织和市场主体等多元主体的共同努力和协作，共同构建一个和谐、稳定、可持续的健康养老服务支持体系。1996 年，《中华人民共和国老年人权益保障法》颁布，该法明确规定了立法的基本宗旨、社会保障体系、社会养老服务体系、老年优待以及法律援助等方面的内容，为老年群体提供了坚实的法律保障。近年来，我国各地也积极响应国家层面的政策导向，纷纷出台相关地方性法规和政策文件，以进一步完善养老服务法律体系。截至目前，天津、江苏、浙江、宁夏、广东等省市已推出了系统性的养老服务立法政策文件，这些文件不仅细化了国家层面的法律规定，还结合了地方实际情况，提出了更具针对性的政策措施。此外，上海、海南、北京、陕西、河北 5 个省市也紧随其后，出台了促进各支持主体协同提供养老服务的法律。这些法律旨在通过明确各参与主体的职责和权益，加强养老服务供给的协同性和整体性，提升养老服务的水平和质量。

三、完善服务体系

（一）加大资金支持力度

健康服务支持体系的顺畅运行高度依赖资金的支持，这是丰富服务内容和形式的重要前提。当前，该体系协同服务供给的资金主要来源于政府，形式包括公共财政、福彩和财政性投资等。面对老龄化社会带来的挑战，特别是失能、半失能老年人的长期护理问题，我国于 2016 年起在部分省市试点长期护理险，其资金来源主要为医疗保险基金。为提高老年群体的生活质量，政府逐步加大政策支持力度，对高龄、需要护理及原享有补贴的老年人实施财政补贴。数据显示，2013—2020 年，福利补贴金额翻倍增长，体现了我国在公共财政投入方面的显著提升。补贴政策主要分为补需方和补供方两种形式，旨在满足不同层面的服务需求。补需方政策主要体现在对老年人的"三大涉老补贴"；补供方政策则聚焦养老机构的建设和运营，通过按照一定比例给予补贴来支持其发展。不同省市在养老机构建设和运营初期的补贴标准存在显著差异，这种差异部分受到经济发展水平的影响，东部地区的补贴水平普遍高于中西部地区，特别是像广州、深圳、天津等经济发达城市，其财政补贴力度相对较大，有助于吸引更多投资，推动养老服务产业的发展。

（二）培养专业人才

在人才队伍建设方面，我国加强了老年医学、康复医学、护理学等相关专业人才的培养和引进，对现有服务人员进行定期培训和考核，确保他们具备必要的专业技能和服务意识。同时，我国鼓励医护人员到基层老年健康服务机构工作，为他们提供政策支持和激励措施。另外，养老护理员作为养老服务供给中的核心力量，对服务质量和效率有着重要影响。2000年起，养老护理员被正式确认为一个工种，强调了其在养老服务中的重要地位。为了培养更多高素质的养老服务人员，教育领域也在积极扩展老年服务与管理专业的培养。据统计，开设老年服务与管理专业的学校数量从 2 所增加到 279 所，显示出教育界对这一领域的重视。同时，社会工作者和持证社会工作师的数量也在持续增长，他们的专业技能较强，能够为老年人提供全方位的帮助，促进老年人更好地融入社会。从数据上看，社会工作师的数量从 2015 年到 2020 年呈现出显著的增长趋势，这反映了养老服务领域对专业人才的需求和重视。总体来看，我国社会服务职业技能人员的数量呈现出上升趋势，这一趋势表明，我国养老服务领域正在不断发展和完善，以满足日益增长的老年人口对养老服务的需求。

（三）应用信息技术

技术创新在老年健康服务的发展中扮演着至关重要的角色。人工智能、生物技术、大数据等高科技产品的应用，不仅推动了老年健康的创新和发展，也为老年人提供了更为精准、个性化的服务。我国多数省市正致力于推动养老服务的信息化建设，通过构建综合养老服务平台，政府与市场力量相结合，整合各类资源和技术，以满足老年人日益增长的服务需求。这些省市充分利用大数据技术，对与老年人相关的数据进行深度分析和加工，实现供需的精准对接。同时，这些省市通过信息化平台，促进政府部门间以及不同地区间的信息共享和协作，提高养老服务的效率和质量。服务供应者如老年用品提供商、医疗机构、心理咨询机构等积极参与，基于平台反馈为老年人提供定制化优质服务。老年人则可以通过平台获取详细的养老机构信息，避免劣质服务，确保服务质量和安全性。整个服务流程都在信息化平台的监控之下，确保了服务的透明度和可追溯性。例如，广州、上海、杭州、南京等城市已利用大数据技术，对老年人相关数据进行深入分析和再加工，实现了供需的精准对接，促进了跨部门、跨区域的协同合作与信息共享。在综合养老服务平台的支持下，服务提供者能够依据用户反馈提供优质的老年用品、医疗救助、心理疏导等服务。

（四）健全老年健康服务监管体系

老年健康服务体系的正常运行离不开资金、技术和人才的支撑，这三者的流动与协调是服务体系能否达到最优化的关键。在这个过程中，对各个环节的监督是重中之重。通过监督，可以确保资金得到合理使用，技术得到有效应用，人才得到合理配置，从而推动整个服务体系的优化与升级。监督不仅是确保各参与主体权利实现的重要形式，更是老年健康服务支持体系高效运转的基础保障，它不仅能够落实每个参与主体的责任，确保他们按照规定的标准和要求提供服务，还能够及时发现服务中存在的问题和不足，推动服务效能的不断提升。老年人作为服务的直接受益者，他们的评价对于服务的效果与质量的改进与提升具有至关重要的作用。老年人通过亲身体验，可以直接对服务的内容、质量、态度等方面进行评价，提出宝贵的意见和建议。

当前，我国的主要城市如南京、广州、深圳、成都、北京和上海等，均致力于加强老年健康服务的监督与评估工作。这些城市通过精心制定和实施一系列政策文件，成功建立了各具特色的评估标准和监督体系，以实现对老年健康服务全过程的动态监测和有效管理。南京以其《2021年南京市养老服务工作要点》等文件为指导，积极开展养老服务机构等级评定，并定期评估服务情况，确保服务质量和老年人满意度。深圳则颁布《社区养老服务质量评价规范》，明确第三方评估的程序和要求，强化了评估的公正性和客观性。广州通过《广州市社区居家养老服务管理办法》，充分考量老年人的照顾需求等级，推动全覆盖、多层次、多支撑、多主体参与的养老服务模式，为老年人提供更为精准和个性化的服务。成都颁布《建立健全养老服务综合监管制度的实施意见》，聚焦于服务机构、内部管理和项目资金的监管，确保服务规范性和资金合理使用。北京在《北京市养老机构综合监管暂行办法》中明确了监管主体的职责、方式和渠道，通过多举措实施监管，形成全方位的监管体系。上海则通过《上海市养老服务机构综合监管办法》，倡导清单式管理，并实时公开监管情况，增强监管透明度和公信力，便于公众对养老服务机构进行监督。这些城市的举措充分展示了我国在老年健康服务监督与评估方面的积极努力。这些城市通过不断完善和优化评估标准和监督体系，致力于提升服务质量和老年人的满意度，为老年人的健康与福祉保驾护航。

第四章　需求梳理

第一节　老年健康的解题方式

联合国规定，60 岁以上老年人口占总人口数量比重超过 10% 或 65 岁以上人口占总人口数量的 7%，就可以判定该国或地区进入到老龄化社会①。我国从 1999 年开始，就已经步入老龄化社会。根据国家统计局和民政局发布的数据，2013 年，我国 60 岁以上老年人为 20 243 万人，占人口总数的 14.9%，其中，65 岁及以上人口为 13 161 万人，占总人口数的 9.7%。2014 年，我国 60 岁以上人口为 2.12 亿人，占人口总数的 15.5%，其中，65 岁以上人口为 1.38 亿人，占人口总数的 10.1%。2015 年，我国 60 岁以上人口为 22 200 万人，占人口总数的 16.1%，其中 65 岁以上人口 14 386 万人，占人口总数的 10.5%。到 2050 年，我国 60 岁以上老年人口将接近 4.5 亿人②。由此可见，我国老龄化问题的突出程度已经非常严重。另外，老龄化作为人口硬伤的世界性难题，其衍生出来的老年健康问题亦极其重要。从解题层面来看，对老年健康及其实际需求的妥善处理，不仅是对生命健康的权利基本尊重，也是关乎国运的现实议题。

2019 年 11 月，中共中央、国务院印发了《国家积极应对人口老龄化中长期规划》（以下简称《规划》），这是到 21 世纪中叶我国积极应对人口老龄化的战略性、综合性、指导性文件。《规划》强调要打造高质量的为老服务和产品供给体系，积极推进健康中国建设，建立和完善包括健康

---

① 彭鸿影，陈在余. 健康老龄化背景下我国老龄人口养老脆弱性评估及相关因素研究 [J]. 医学与社会，2022，35 (11)：50-54，60.

② 章杰，蔡瑞宝. 老龄化背景下体育产业与养老产业融合模式与发展路径研究 [J]. 池州学院学报，2022，36 (3)：102-105.

教育、预防保健、疾病诊治、康复护理、长期照护、安宁疗护在内的综合、连续的老年健康服务体系，多渠道、多领域扩大适老产品和服务供给，构建养老、孝老、敬老的社会环境，保障老年人合法权益①。

《"健康中国 2030"规划纲要》强调要坚持"预防为主，强化早诊断……突出解决妇女儿童、老年人……重点人群的健康问题"，用 8 章近40%的章节强调健康与医疗的关系。《"健康中国 2030"规划纲要》第六章要求提高全民身体素质，从 4 个方面强调体育对健康的预防功效，并在第三节"加强体医融合和非医疗健康干预"中强调"体医融合"的健康促进方式。"体医融合"既是一种健康促进理念，又是"体医融合"凸显"防治结合，预防为主"的健康指导思想②。多数研究表明，在慢性病成为健康杀手的当代社会，适当的体育运动和身体活动能够达到有效的预防效果。"体医融合"正在成为 21 世纪预防和治疗慢性疾病的良方，"体医融合"也是既经济又实效的老年健康促进方式。

第二节　研究设计

据联合国推测，2035 年之后，中国将会面临比美国还要严重的人口老龄化问题。由此可见，人口老龄化的现实困境之下，关注全民健康，关心老年人群体的健康需求，已经不以个人意志转移，而是一个时代命题。因此，国家在健康战略层面之上提出了"体医融合"之法，旨在强化体育与医疗双位干预健康手段之间的融合，力求解决老年人等重点人群的健康问题。世界卫生组织给健康下了这样的定义：健康是指人们心理、生理以及社会的完好性，而不仅仅是没有疾病或者身体虚弱③。老年人健康首先要符合大健康的定义，进而更加强调老年人口健康的特殊性。总体来看，老年人健康以一种相对综合的状态存在，更好地了解老年健康需求，才能更好地完善具体执行方法，因此，调查问卷的整体设计是在实地走访与老年

---

① 李荣霞，常培荣. 人口老龄化背景下我国养老服务体系建设新研究 [J]. 中国商论，2022（12）：108-110.

② 华宏县，卢文云. 健康中国视角下体医融合实践：进展与展望 [J]. 体育文化导刊，2022（11）：22-27，82.

③ 史筱慧，林振平. 健康老龄化视域下城市社区老人健康教育 [J]. 南京中医药大学学报（社会科学版），2022，23（4）：266-269.

人进行主题交谈之后，融入其他学者的理论认识以及健康概念维度的涉猎信息之上汇编而成。问卷包含主观评价与客观需求两部分，能较为完整地体现老年人口的实际健康需求。

一、问卷操作化

课题组在河北省石家庄市长安区太平河风景区南高基公园、桥西区的平安公园、新华区的中山公园、长安区的拾光智慧体育公园等老年人活动较为集中的地方进行随机访谈，访谈围绕老年人的实际情况以及对健康的现实需求，还包含了对体医融合政策的耳闻与理解。课题组综合了各区老年体协以及周边几所高校的相关专家的建议与看法，在其他学者的相关研究以及大健康的基本定义的基础之上，参考体医融合的发散维度，创编了"石家庄市老年人口健康需求量表"问卷。

问卷总体包含五个方向，分别是基本信息（下设 6 个小项），老年人参加体育锻炼的情况（下设 3 个小项），健康促进服务的需求情况〔分为四个维度：硬件设施需求（下设 5 个小项）、运动技能信息共享需求（下设 5 个小项）、体医融合服务的现实需求（下设 6 个小项）、带动主体与社会支持的氛围需求（下设 7 个小项）〕，区域老年人健康促进服务供给满意度，老年人对健康促进服务的相关建议（主观开放题）。

二、问卷信度效度检验

问卷的信度是对问卷测量结果的可靠性的检验，也是对同一调查对象重复测量后检验结果的一致性。本问卷为确保其信度，采用重测法对问卷进行检测。在正式发放问卷之前，课题组先后对石家庄 40 位老年人（长安区太平河风景区南高基公园、桥西区平安公园、新华区中山公园、长安区拾光智慧体育公园各 10 位老年人）相隔 20 天，发放问卷两次，两次调查结果的相同率为 90.36%，说明问卷整体可信。

课题组还对问卷所有内容进行效度分析。为确保问卷效度，课题组邀请河北体育学院 3 位专家和河北经贸大学体育教学部 3 位专家对问卷的内容效度进行了审核评价。问卷效度专家评价表（$n=6$）见表 4-1。

表 4-1 问卷效度专家评价表 （$n=6$）

选项	非常合理		比较合理		一般		比较不合理		非常不合理	
	n	%	n	%	n	%	n	%	n	%
内容效度	2	33.33	3	50.00	1	16.67	0	0.00	0	0.00

注：n 代表人数。

由表 4-1 可知，在问卷内容效度的审核评价环节，6 位专家中认为内容非常合理的有 2 人，占 33.33%；认为比较合理的有 3 人，占 50.00%；认为一般的有 1 人，占 16.67%；认为比较不合理和非常不合理的专家均为 0 人，均占 0.00%。课题组根据相关评审专家的反馈意见对问卷进行合理完善之后进行正式发放与回收。

三、问卷的发放与回收

在问卷整体完善之后，课题组共计发放问卷 400 份（长安区太平河风景区南高基公园、桥西区平安公园、新华区中山公园、长安区拾光智慧体育公园各发放问卷 100 份），回收问卷 387 份，回收率为 96.75%，其中，有效问卷 387 份，有效率为 100%。

第三节 问卷整体分析

一、基本信息统计

基本信息包括老年人的性别、年龄、退休前的职业、目前的月收入情况、自身健康状况评价。

（一）老年人性别统计

老年人口性别分布见图 4-1。由图 4-1 可知本次问卷调查性别分布为男性 216 名，占总体调查群体的 55.81%；女性 171 名，占总体调查群体的 44.19%。

性别分布

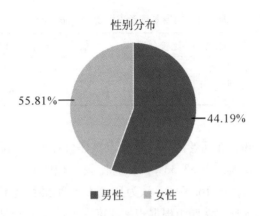

图 4-1　老年人口性别分布（ n =387）

（二）老年人年龄统计

老年人年龄阶段分布见图 4-2。由图 4-2 可知，在 387 位老年人口中，60~65 岁的老年人有 99 名，占总体样本的 25.58%；66~70 岁老年人有 121 名，占总体样本的 31.27%；71~75 岁老年人有 76 名，占总体样本的 19.64%；75 岁以上的老年人有 91 名，占总体样本的 23.51%。依据样本总的来看，年龄在 60~70 岁的老年人仍为健身主力军；75 岁以上老年人未做阶段区分，但仍能侧面看出现实社会人均寿命的延长。

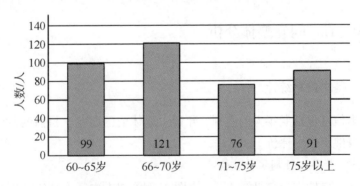

图 4-2　老年人年龄阶段分布（ n =387）

（三）老年人前职业情况统计

老年人退休前职业情况分布见表 4-2。由表 4-2 可知，被调查群体退休前职业分类多元，其中诸如教师、医生、公务员、企业管理人员、工人等职业均有相对稳定的经济物质支持与保障，累计占据调查群体的 68.48%，相比来说，此类人群对健康认识更深且需求更大。需要注意的是，农民占调查群体的8.27%，在当面交谈时得知，大部分老人是随子女迁居，平时还要照顾子女家庭，可自行支配的时间并不多；服务人员占总体调查人数的19.64%，不少年纪相对较小的老年人现在还在从事相关职业；未在问卷中体现具体职业的其他职业占3.61%。总体来看，退休后经济条件较好的人数占据大部分。

表4-2 老年人退休前职业情况分布（$n=387$）

职业	教师	医生	工人	公务员	农民	企业管理人员	服务人员	其他
人数/人	67	33	72	55	32	38	76	14
占比/%	17.31	8.83	18.60	14.21	8.27	9.82	19.64	3.62

（四）老年人目前的月收入情况统计

老年人目前月收入分布见图4-3。由图4-3可知，调查群体收入情况呈明显的正态分布，极端情况少，中位明显突出。其中目前月收入在2 000元以下的为61人，占总体的15.76%；月收入在2 001~4 000元的人数为135人，占总体的34.88%；月收入在4 001~6 000元的人数为154人，占总体的39.79%；月收入在6 000元以上的人数为37人，占总体的9.57%。其中，月收入在2 001~6 000元的人数共计289人，占总体样本的74.67%。数据上看，老年人退休后总体经济保障较为乐观，稳定的经济物质保障也是经常进行户外活动的前置条件。

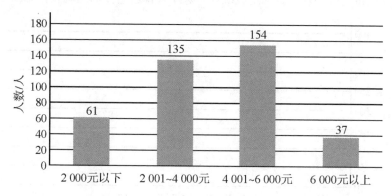

图4-3 老年人目前月收入分布（$n=387$）

（五）老年人目前的健康状况

老年人目前健康状况自评反馈见表4-3。由表4-3可知，自我感觉非常健康的人数为 21 人，占样本的 5.42%；自我感觉健康的人数为 42 人，占样本的 10.85%；自我感觉健康状况一般的人数为 174 人，占样本的 44.96%；自我感觉不健康的人数为 125 人，占样本的 32.30%；自我感觉非常不健康的人数为 25 人，占样本的 6.47%。根据发放问卷时的面谈与笔记，得知自我感觉一般和不健康的老年人一般有以下特征：对大健康概念理解不清，没法准确摸排自身感受；慢性病、高血压、高血脂等情况普遍存在；存在年龄带来的生理性的骨骼肌肉功能性下降；存在外力带来的生理性的肢体创伤等情况，如意外骨折。另外，课题组发现，退休前职业为医务工作者、教师、公务员的老年人，对自身健康情况认知较为细致，对大健康概念所涉及的考量维度认知较为全面。

表 4-3　老年人目前健康状况自评反馈（$n = 387$）

健康程度	非常健康	健康	一般	不健康	非常不健康
人数/人	21	42	174	125	25
占比/%	5.42	10.85	44.96	32.30	6.47

二、老年人目前参加体育锻炼的情况统计

（一）经常参加的体育活动项目

由于本小项为多项选择题，课题组便针对全体样本的实际选择从最普遍的运动项目向最小众的方向过渡统计。老年人普遍选择的运动项目见图 4-4。

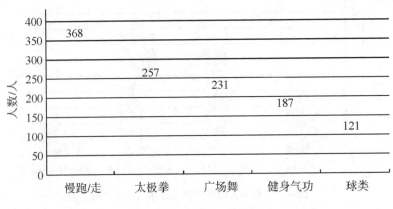

图 4-4　老年人普遍选择的运动项目（$n = 387$）

如图 4-4 可知所示，被调查群体选择最多的是慢走或慢跑；第二选择为太极拳；第三选择为广场舞，结果显示并不存在传统认为的性别二态型，即女性同志的选择并没有明显多于男性；第四选择为健身气功，其中涉及八段锦、五禽戏、六字诀；第五选择为球类，其中提及最多的为乒乓球。追溯老年人运动项目的动机起源时发现主要有以下原因：自身健康促进；运动形式与激烈程度；自身兴趣；消费自主；通过聚集活动或者开放环境愉悦身心等。

（二）老年人每周体育锻炼频率统计

老年人每周体育锻炼频次见表 4-4。

表 4-4　老年人每周体育锻炼频次（n = 387）

频率	1 次	2 次	3 次	4~7 次	7 次以上	次数不定
人数/人	0	0	54	146	28	159
占比/%	0.00	0.00	13.95	37.73	7.24	41.08

由表 4-4 可知，每周锻炼 1 次和 2 次的老年人人数合计为零；每周锻炼 3 次的人数为 54 人，占样本的 13.95%；每周锻炼 4~7 次的人数为 146 人，占样本的 37.73%；每周锻炼 7 次以上的人数为 28 人，占样本的 7.24%；每周锻炼频率不确定的人数为 159 人，占样本的 41.08%。影响老年人锻炼频次的主要原因是疫情带来的常态化防控，以前则为天气原因，其他的原因包括身体、时间、自身规划等。

（三）老年人每次体育活动时长统计

老年人每次体育活动时长分布见图 4-5。由图 4-5 可知，调查群体当中每次体育活动时间在 30 分钟以内的人数为 72 人，占样本的 18.60%；体育活动时间在 31~50 分钟的人数为 107 人，占样本的 27.65%；体育活动时间在 51~70 分钟的人数为 139，占样本的 35.92%；每次活动时间在 70 分钟以上的人数为 69 人，占样本的 17.83%。课题组对每次体育活动时间在 70 分钟以上的老年人做过访问，其活动项目通常不止一个，基本跑步热身之后还有其他类似于太极拳和健身气功的运动项目参与，这也是体质较好的一种体现。大健康的概念是相对一致的，但每个人的体质不同、习惯不同，能在合理的运动时间之内达到自身锻炼效果，便是极佳的。

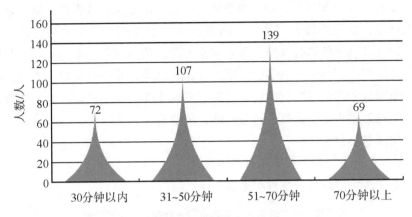

图 4-5　老年人每次体育活动时长分布（ $n = 387$ ）

三、老年人健康促进服务的需求情况分析

健康促进服务的需求情况，是问卷内容的核心模块，涵盖了硬件设施需求、运动技能信息共享需求、体医融合服务的现实需求以及带动主体与社会支持的氛围需求四个维度，能够较为全面地围绕核心主体解析受试群体的多维度需求情况。

（一）硬件设施需求

1. 老年人体育设施需求

本书所说的体育设施专指体育器材，而非被涵盖于体育场之内的功能性齐全的体育设施。老年人体育设施需求统计见图 4-6。由图 4-6 可知，针对体育设施的需求程度而言，非常需要的老年人为 107 人，占据样本的 27.65%；比较需要的老年人为 132 人，占样本的 34.11%；一般的老年人为 77 人，占样本的 19.90%；比较不需要的老年人为 48 人，占样本的 12.40%；不需要的老年人为 23 人，占样本的 5.94%。在对体育设施需求程度较低的老年人访谈中得知，他们大部分运动时间内参与的运动项目大多数为对场地内体育器材建设程度不做考量的慢跑慢走类运动，以及适合群练或者独练的功法类项目。

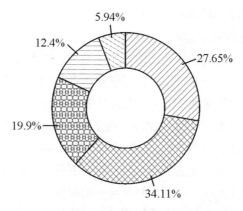

□非常需要　☒比较需要　☒一般　□比较不需要　□不需要

图 4-6　老年人体育设施需求统计（ *n* =387）

2. 对离家距离较近的公共体育场所的需求

在课题组发放问卷的四处（主题）运动场地周围，均有较为成熟的居住小区分布周边。老年人对离家较近体育场所的需求统计见图 4-7。由图 4-7 可知，针对离家距离较近的公共体育场所的需求程度，其中非常需要的人数占据总体样本的 60%；比较需要的人数占据总体样本的 28%；一般的人数占据总体样本的 28%；不需要及比较不需要的人数均占总体样本的 0。受疫情的传播与防控影响，不少受访老年人表达了体医融合政策之外的现实需求，比如说，希望所在小区能够改善现有布局或者以后建设的小区增大人均活动面积，更适合在极端不可控的环境下进行体育锻炼与愉悦身心。

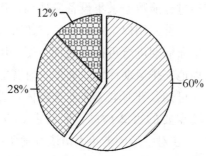

□非常需要　☒比较需要　☒一般　□比较不需要　□不需要

图 4-7　老年人对离家较近体育场所的需求统计（ *n* =387）

3. 对学校体育场地的需求

学校体育场地的涵盖范畴，一是露天的风雨操场，二是各类室内专业场馆，三是绿化程度较高的校内观赏放松的区域。老年人对学校体育场地的需求统计见图4-8，由图4-8可知，针对学校体育场地的需求程度，其中非常需要的人数占据总体样本的22%；比较需要的人数占据总体样本的40%；一般的人数占据总体样本的27%；比较不需要的人数占据总体样本的9%；不需要的人数占据总体样本的2%。对需求程度较高的老年人访谈得知，其原因主要如下：能有更年轻化的健身氛围；能有更专业化的场地体验；能有更多元化的健身心得交流等。但由于制度与环境原因，当下的校园体育场地除操场等开放的绿化场地之外，专业体育场馆对外开放程度较小。

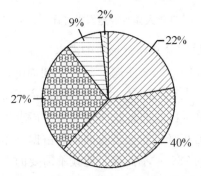

□非常需要 ⊠比较需要 ▦一般 □比较不需要 □不需要

图4-8 老年人对学校体育场地的需求统计 (n =387)

4. 对智能体育设施的需求

智能体育设施能通过智能数据采集设备实现用户运动数据采集，并通过终端智慧显示屏显示，补充用户个人信息后，还可为用户提供运动数据分析，实现对健身全生命周期进行可视化展现，便于用户更加直观地了解自身运动情况，更合理地安排运动计划。老年人对智能体育设施的需求统计见图4-9。由图4-9可知，针对老年人对智能体育设施的需求程度，非常需要的占8%；比较需要的占23%；一般的占51%；比较不需要的占11%；不需要的占7%。在对一般的老年人访谈时发现：智能体育设施对他们来讲是个崭新的事物，相较于此物他们更倾向于现有运动随身辅助设备，如电子手环等，其功用基本可以满足老年人需求；相较于显示屏体现的健康数据或者运动建议，老年人更倾向于固定时间去固定地点接受固定专业人员的指导。

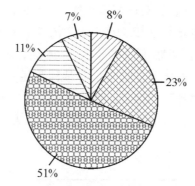

□非常需要　☒比较需要　◪一般　▣比较不需要　▢不需要

图4-9　老年人对智能体育设施的需求统计（$n = 387$）

5. 运动场地设施开放信息需求

老年人对运动场地设施开放信息的需求统计见图4-10。由图4-10可知，针对老年人对运动场地设施开放信息的需求程度，非常需要的占25%；比较需要的占35%；一般的占28%；比较不需要的占12%；不需要的为0。多数使用智能手机的受试老年人表示，他们据"趣缘"而建的微信群不在少数，他们也大部分根据群内好友的分享来确定自己的健身动向，这对老年人来讲，算得上相对直接有效的信息获取方式。

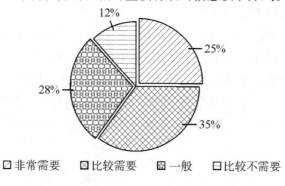

□非常需要　☒比较需要　◪一般　▣比较不需要

图4-10　老年人对运动场地设施开放信息的需求统计（$n = 387$）

（二）运动技能信息共享需求

1. 体育技能指导的需求

体育技能指导，专注于技术动作的传授与个体差异化的动作形变与传授。例如，肩膀有问题难以完全上举，又不知道如何改进以达到相同效果，这就需要个体差异化的动作指导。老年人运动技能指导需求统计见图

4-11。由图 4-11 可知，针对体育运动技能指导的需求情况，154 位老人认为非常需要，占总体样本的 39.79%；167 位老年人认为比较需要，占总体样本 43.15%；一般需求程度的老年人为 66 名，占总体样本的 17.05%。通过访谈得知，老年人特别是刚刚学习某种路径复杂的功法时的老年人，大部分具有"权威崇拜"的情节，就技术动作而言还是希望得到专业人员的指导；部分老年人肢体功能性欠缺，需要专业人员进行个别动作改进以适应自身情况。

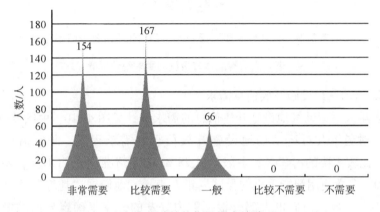

图 4-11　老年人运动技能指导需求统计（ $n=387$ ）

2. 科学健身方法的需求

老年人科学健身方法的需求统计见图 4-12。由图 4-12 可知，针对科学健身方法的需求程度，非常需要的人数为 241 人，占样本总体的 62.27%；比较需要的人数为 129 人，占样本总体的 33.34%；一般需求的人数为 17 人，占样本总体的 4.39%，比较不需要与不需要的老年人人数均为 0 人。由此可见，参与问卷调查的老年人对科学健身方法的总体需求较高。

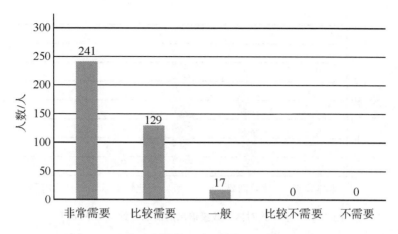

图 4-12 　老年人科学健身方法的需求统计（ n =387）

3. 体育政策信息的需求

体育政策是指国家依据特定目标和价值取向，在体育领域制定并实施的各种办法、意见和要求等制度性规定以及国家政府实施的各种规章制度[①]。体育政策的内容和实施方式与一国的体育管理体制有密切的联系，根据不同国家的情况，体育政策既可能涉及体育发展方向等宏观问题，也可能涉及体育赛事举办和运动员培养等微观问题。本书将全部的体育政策分为由高到低的三个等级，即元政策、基本政策以及具体政策[②]，高等级政策是低等级政策的基础，低等级政策是高等级政策的具体化。可以说，具体的、现行的体育政策，不仅仅是体育科研工作者的任务，也是人民大众需要悉知的利己信息。老年人对体育政策信息的需求统计见图 4-13。由图 4-13 可知，针对老年人对体育政策信息的需求程度，非常需要的人数为 107 人，占样本总数的 27.65%；比较需要的人数为 97 人，占样本总数的 25.06%；一般需要的人数为 134 人，占样本总体的 34.63%；比较不需要的人数为 49 人，占样本总数的 12.66%；不需要的人数为 0 人。课题组对需求程度较低的老年人访问得知，老人们倾向于相对务实的以个人意志为主的体育锻炼的总体安排。

① 张战毅，董君朝，杨文卿. 我国学校体育政策演变脉络与特征研究 [J]. 体育科技，2022, 43（2）: 143-145.
② 戴羽，张丽，刘青. 中国共产党群众体育政策的历史演进与经验启示 [J]. 北京体育大学学报，2021, 44（6）: 112-118.

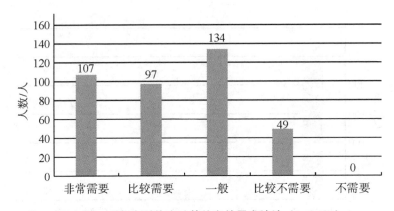

图4-13　老年人对体育政策信息的需求统计（$n=387$）

4. 体育消费指南的需求

体育消费是指人们用于体育活动及相关方面的消费，主要包括用于购买体育服装以及运动器材，购买体育期刊、书报等实物，观看各种体育比赛、表演、展览等，参加各种各样的体育活动、健身训练、体育健康医疗等①。体育消费是现代生活消费的一部分，是指人们在体育活动方面的个人劳务消费支出，而体育消费指南便是对体育消费所涵盖的范畴进行客观合理的指导说明，以期对体育产业有消费能力且具备消费欲望的老年人提供意见帮助。老年人对体育消费指南的需求统计见图4-14。由图4-14可知，针对老年人体育消费指南的需求程度，非常需要的人数为45人，占样本总体的11.63%；比较需要的人数为87人，占样本总体的22.48%；一般的人数为132人，占样本总体的34.11%；比较不需要的人数为69人，占样本总体的17.83%；不需要的人数为54人，占样本总体的13.95%。访谈有需求欲望的老年人得知，他们对于购买体育服装以及需求环境更开放、方法更多元的体育医疗方面的兴趣较为突出。

---

① 宋宇虹，王飞. 消费力视角下滑雪消费困境及破解路径［J］. 体育文化导刊，2022（5）：82-88.

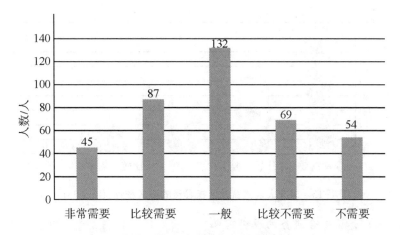

图 4-14 老年人对体育消费指南的需求统计（$n = 387$）

5. 体育社区指导员的需求

2023 年 9 月，人力资源和社会保障部颁布的《国家职业标准编制技术规程》要求，职业的定义应依照《中华人民共和国职业分类大典》的规定确定。据此，社会体育指导员是指在群众性体育活动中从事运动技能传授、健身指导和组织管理工作的人员。社会体育指导员从事的工作主要包括：指导社会体育活动者学习、掌握体育健身的知识、技能和方法；组织人们进行健身、娱乐、康复等活动；协助开展体质测定、监测、评价等活动；承担经营、管理及服务工作[①]。由此可见，社会体育指导员是以专业技能人员的身份渗入社区单元来行使其责任义务。老年人对社会体育指导员的需求统计见图 4-15。由图 4-15 可知，老年人对社会体育指导员的需求程度，非常需要的人数为 161 人，占样本总体的 41.60%；比较需要的人数为 109 人，占样本总体的 28.17%；一般的人数为 74 人，占样本总体的 19.12%；比较不需要的人数为 43 人，占样本总体的 11.11%；不需要的人数为 0 人。由此可见，我国社会体育指导员还停留在元政策层面，细节政策的落实层面还需要时间打磨；不少老年人表示，在一些拳术、功法的教学上较为吃力，他们从影音设备上获取的信息又要求他们具备较强的学习能力，如若所在社区都能配备专业的社会体育指导员，他们在学习以及动作打磨上将会方便许多。

_____

① 肖力. 城镇化进程中高校体育对社区体育发展引领力探析［J］. 广州体育学院学报，2021，41（1）：23-26.

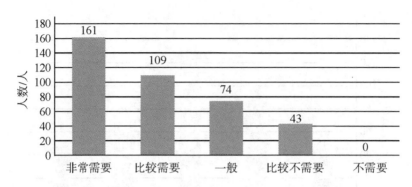

图4-15 老年人对体育社区指导员的需求统计（ n =387）

（三）体医融合服务的现实需求

1. 建立健康档案的需求

健康档案是指居民身心健康（正常的健康状况、亚健康的疾病预防、健康保护促进、非健康的疾病治疗等）过程的规范、科学记录。健康档案是贯穿整个生命过程、涵盖各种健康相关因素、实现信息多渠道动态收集、满足居民自身需要和健康管理的信息资源。健康档案的内容主要包括每个人的生活习惯，以往病史，诊治情况，家族病史，现病史，体检结果；疾病的发生、发展、治疗和转归的过程等①。本书所提及的老年人健康档案，不仅包括生活习惯，还包括健身习惯（项目、时长、频率、场所等）；不仅包括脏器、组织的病理性的变化、治疗与转归，还包括躯体与四肢的生理层面的功能化程度，如握力等力学指标，如此才能相对符合体医融合指导下的老年人健康档案。老年人建立健康档案的需求统计见图4-16。由图4-16可知，针对老年人建立健康档案的需求程度，非常需要的人数为195人，占样本总体的50.39%；比较需要的人数为143人，占样本总体的36.95%；一般的人数为49人，占样本总体的12.66%；比较不需要和不需要的人数均为0人。课题组发现，医生职业出身的老年人更具备档案记录意识，他们也在自己所在健身序列中提倡过类似建议。

① 叶荔姗. 基于电子病历的健康档案开放共享若干问题思考［J］. 中国数字医学，2022，17（5）：99-103.

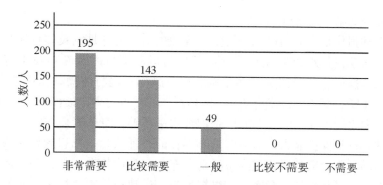

图 4-16　老年人建立健康档案的需求统计（ $n = 387$ ）

2. 运动营养知识的需求

运动营养是指人体根据不同的运动项目特点从外界摄入各种营养素，以满足由于运动而对各种营养素的需求。相对于西方国家而言，运动营养学在我国是一种发展较晚的学科①。本书认为，体医融合政策为新兴学科的发展提供了机遇，为新兴学科走进大众视野创造了平台。良好的运动习惯和科学的运动营养搭配，有助于改善老年人的健康状态。老年人运动营养知识需求统计见图 4-17。由图 4-17 可知，针对老年人运动营养知识的需求程度，非常需要的人数为 84 人，占样本总体的 21.71%；比较需求的人数为 139 人，占样本总体的 35.92%；一般的人数为 147 人，占样本总数的 37.98%；比较不需要的人数为 17 人，占样本总数的 4.39%；不需要的人数为 0 人。课题组发现，一定数量的老年人有吃保健品的习惯。

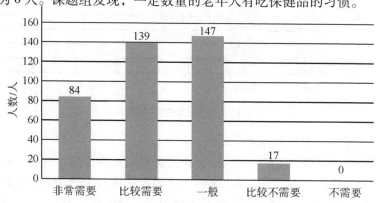

图 4-17　老年人运动营养知识需求统计（ $n = 387$ ）

---

① 吕梦婷，王志强. 基于以人为本理念的运动营养学教学改革探究 [J]. 创新创业理论研究与实践，2021，4（11）：47-49.

3. 运动损伤防治的需求

运动损伤是指运动过程中发生的各种损伤。无论是竞技体育还是群众体育，运动损伤难以避免，其损伤部位与运动项目以及专项技术特点有关，如体操运动员受伤部位多是腕、肩及腰部，这与体操动作中的支撑、转肩、跳跃、翻腾等技术有关。"网球肘"多发生于网球运动员与标枪运动员。发生运动损伤的主要原因是训练水平不够，身体素质差，动作不正确，缺乏自我保护能力；运动时具有不良的心理状态，思想麻痹，情绪急躁；运动前不做准备活动或准备活动不充分，身体状态不佳，缺乏适应环境的训练，以及教学、竞赛工作组织不当。运动损伤中急性多于慢性，急性损伤治疗不当、不及时或过早参加训练等原因可转化为慢性损伤。而老年人在运动损伤规避方面，预防的意义远远大于治疗的意义，因为老年人因运动损伤而引起的连锁反应难以估量。本书针对预防层面的措施，主要在对老年人在运动时的心理、情感、技术、意识等方面做出讲解与指导。老年人运动损伤防治的需求统计见图 4-18。由图 4-18 可知，针对老年人运动损伤防治的需求程度，非常需要的人数为 146 人，占总体样本的 37.73%；比较需要的人数为 131 人，占样本总量的 33.85%；一般需要的人数为 84 人，占样本总量的 21.71%；比较不需要的人数为 26 人，占样本总体的 6.71%；不需要的人数为 0 人。相当数量的老年人表示，曾因为各种主观客观原因在运动过程中出现运动损伤。

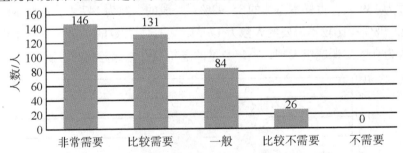

图 4-18　老年人运动损伤防治的需求统计（ n =387）

4. 定期体质监测的需求

体质是指人体的质量，是人体健康状况和对外界的适应能力。体质是在遗传性和获得性基础上表现出来的人体形态结构、生理功能和心理因素的综合的、相对稳定的特征[①]。体质主要涵盖：身体形态发育水平（体格、

[①]　赵乐乐. 健美操对高职院校学生体质的影响研究［J］. 江西电力职业技术学院学报，2022，35（11）：102-104.

体型、姿势、营养状况以及身体成分);生理功能水平(机体新陈代谢水平与各器官系统达到的工作效能);身体素质和运动能力的发展水平(速度、力量、耐力、灵敏柔韧等素质和走、跑、跳、投、攀登、负重等身体活动能力);心理素质发展水平(人体的本体感知能力、个性特征、意志品质等);对内外环境的适应能力(包括对自然环境、社会环境、各种生活紧张事件的适应能力,对疾病和其他有碍健康的不良应激原的抵抗能力等)。本书紧紧立足体育锻炼基础之上,围绕老年人可以量化的身体指标数据,将上诉内容简化为身体形态、身体机能、身体素质三大维度,在倡导政策工具的指示下,定期定点地对老年人进行义务体质监测,并且与上文提及的健康档案相结合,形成多维度、有深度、可见度的复合文件。老年人定期体质监测的需求情况见图4-19。由图4-19可知,针对老年人对定期体质监测的需求程度,非常需要的人数为 78 人,占样本总体的20.16%;比较需要的人数为 183 人,占样本总体的47.29%;一般的人数为 72 人,占样本总体的18.60%;比较需要的人数为 39 人,占样本总体的10.08%;不需要的人数为 15 人,占样本总量的3.87%。与前文提及的老年人健康状况自评模块的对比发现,本身具有慢性病的老年人对定期体质监测需求程度较高。

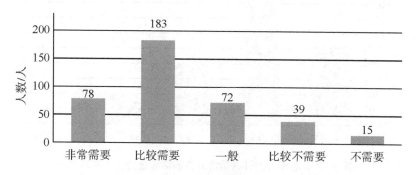

图4-19 老年人定期体质监测的需求情况 ($n = 387$)

5. 开具运动处方的需求

1969 年,世界卫生组织(WHO)开始使用运动处方这个术语,此后在国际上逐渐得到认可。运动处方是指由康复医师、康复治疗师或者体育教师、社会体育指导员、私人健身教练等,根据患者或者体育健身者的年龄、性别、一般医学检查、康复医学检查、运动试验、身体素质/体适能测试等结果,按其年龄、性别、健康状况、身体素质、心血管、运动器官的功能状况，结合主客观条件，用处方的形式制定适合患者或者体育健身者的运动内容、运动强度、运动时间及频率，并指出运动中的注意事项，以达到科学地、有计划地进行康复治疗或预防健身的目的①。相较于普通的体育锻炼，运动处方具备目的性强、计划性强、科学性强、针对性强、普及面广的特点。本书中，运动处方与体质监测密不可分，可以说前者在某些程度上是后者的后置行为，后者是前者的制定依据，合理的运动处方离不开定期的体质监测。老年人对开具运动处方的需求统计见图4-20。由图4-20可知，针对老年人对开具运动处方的需求程度，非常需要的人数为104人，占样本总量的26.87%；比较需要的人数为164人，占样本总体的42.38%；一般的人数为81人，占样本总体的20.93%；比较不需要的人数为38人，占样本总体的9.82%；不需要的人数为0人。需要注意的是，需求程度高的老年人更希望体质监测和运动处方具有关联性，能以阶段性的直观数据说明其科学性与针对性。另外，课题组在统计过程中发现，对开具运动处方的需求程度高的老年人，并未基于职业属性产生明显的应然关系。

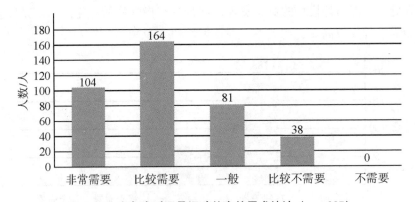

图4-20　老年人对开具运动处方的需求统计（$n=387$）

6. 对慢性病运动干预的需求

慢性病的全称是慢性非传染性疾病。慢性病不是特指某种疾病，而是对一类起病隐匿，病程长且病情迁延不愈，缺乏确切的传染性生物病因证

① 邹港嘉，吴俊芳，李桥兴. 基于 CiteSpace 的国内运动处方领域研究述评 [J]. 体育科技，2022，43（3）：18-21，24.

据，病因复杂，且有些尚未完全被确认的疾病的概括性总称①。世界卫生组织调查结果显示，慢性病的发病原因60%取决于个人的生活方式，同时还与遗传、医疗条件、社会条件和气候等因素有关。常见的慢性病主要有心脑血管疾病、癌症、糖尿病、慢性呼吸系统疾病等，其中，心脑血管疾病包含高血压、脑卒中和冠心病等。慢性病的危害主要是造成脑、心、肾等重要脏器的损害，易造成伤残，影响劳动能力和生活质量，且医疗费用极其昂贵，增加了社会和家庭的经济负担。2015年4月10日发布的《中国疾病预防控制工作进展（2015年）报告》称，慢性病综合防控工作力度虽然逐步加大，但防控形势依然严峻，脑血管病、恶性肿瘤等慢性病已成为主要死因，慢性病导致的死亡人数已占到全国总死亡人数的86.6%，此前为85%，而慢性病导致的疾病负担占总疾病负担的近70%。中国工程院院士、中华医学会会长王陇德表示，体能消耗过少，包括体育锻炼过少和日常活动的减少是慢性病发生的首要因素。本书涉及的慢性病运动干预，是运动处方中更为细致更具针对性的特殊人群的专业运动干预。老年人对慢性病运动干预的需求情况见图4-21。由图4-21可知，针对老年人对慢性病运动干预的需求程度，非常需要的人数为139人，占样本总量的35.92%；比较需要的人数为104人，占样本总体的26.87%；一般的人数为127人，占样本总量的32.82%；比较不需要的人数为17人，占样本总量的4.39%；不需要的人数为0人。

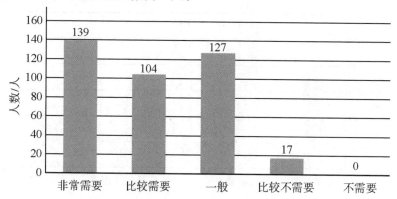

图4-21　老年人对慢性病运动干预的需求情况（$n=387$）

---

①　冯凤翔，任慧玲，王军辉，等.慢性病患者健康信息规避行为影响因素及规避策略定性系统评价[J].医学信息学杂志，2022，43（10）：30-36.

（四）带动主体与社会支持的氛围需求

这一部分的问卷题目主要涉及健身氛围的带动主体的正式性与非正式性，即政府部门主导还是民间组织主导。民间自主性体育锻炼没有明显的政策要求与限制，更没有较强的功利性，所以对健身意识不强，运动能力相对不足的老年群体来讲，社会层面的健身锻炼氛围能在很大程度上发挥辐射带动的潜在作用。相较于政府层面倡导的体育锻炼，民间自主组织的体育锻炼具有的自由性、自主性、开放性、社交性则更为明显。

1. 对官方体育组织的需求

体育组织是指在一定的社会环境中，为实现体育方面的共同目标，按照一定结构形式结合起来，根据特定规则开展体育活动的社会实体①。从职能属性上讲，官方体育组织是行政管理型体育组织，例如，我国的国家体育总局，地方各级政府的体育局等政府组织机构，也可称为正式体育组织。官方体育组织的作用多是统筹发展体育事业，宏观研判体育政策，协调区域性体育发展等。老年人对官方体育组织的需求情况见图4-22。由图4-22可知，针对老年人对官方体育组织的需求程度分析，非常需要的人数为72人，占样本总体的18.60%；比较需要的人数为114人，占样本总体的29.46%；一般的人数为107人，占样本总体的27.65%；比较不需要的人数为56人，占样本总体的14.47%；不需要的人数为38人，占样本总体的9.82%。

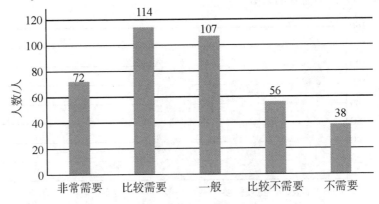

图4-22　老年人对官方体育组织的需求情况（$n = 387$）

———————————

① 刘晖，李忠昊，邰峰，等. 国际体育组织人才培养国际经验及启示 [J]. 体育文化导刊，2022 (5)：1-7.

2. 对组织体育赛事活动的需求

此处提及的组织体育赛事活动的职能主体为官方体育组织。从体育赛事活动的专业程度来讲，官方体育组织具有明显的专业性；从动员参赛人员的全面性与层次性上来讲，官方体育组织具有明显的权威性；从保障参赛人员的生理照顾和精神关怀上来讲，官方体育组织具有明显的全面性。但就老年人而言，其作为竞赛选手，参与官方组织的体育赛事活动的情况来看，具有明显的局限性，其多作为观众角色观赏居多。老年人对组织体育赛事活动的需求情况见图4-23。由图4-23可知，针对老年人对组织体育赛事活动的需求程度分析，非常需要的人数为186人，占样本总体的48.06%；比较需要的人数为137人，占样本总体的35.40%；一般的人数为49人，占样本总体的12.67%；比较不需要的人数为15人，占样本总体的3.87%；不需要的人数为0人。

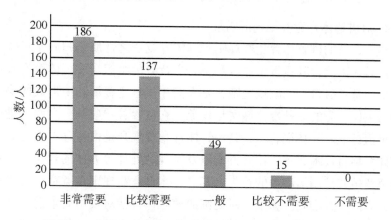

图4-23 老年人对组织体育赛事活动的需求情况（$n=387$）

3. 对分享体育赛事活动信息的需求

分享体育赛事活动信息的职能主体仍是官方体育组织，相关的体育活动赛事信息也围绕专业、正式的体育活动进行设计与宣传。因为正式体育赛事活动的专业性与对抗性，相较于精力充沛的年轻群体，老年人在此类体育赛事活动的参与度和关注度上具有明显消极性，与之相应，就赛事活动的信息分享程序而言，大的执行力度也未必会在老年群体中获取大的回应度。老年人对分享体育赛事活动信息的需求情况见图4-24。由图4-24可知，针对老年人对分享体育赛事活动信息的需求程度，非常需要的人数为72人，占样本总体的18.60%；比较需要的人数为56人，占样本总体的

14.47%；一般的人数为 147 人，占样本总体的 37.98%；比较不需要的人数为 89 人，占样本总体的 23.00%；不需要的人数为 23 人，占样本总体的 5.95%。

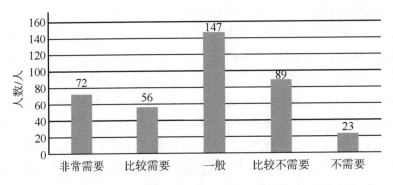

图 4-24　老年人对分享体育赛事活动信息的需求情况（$n=387$）

4. 对讲解体育竞赛规则的需求

本书提及的讲解体育竞赛规则，其体育竞赛之性质仍归属于正式体育赛事范畴，因此，其执行主体以具备官方背景的组织居多。体育竞赛规则是各个体育项目自身的游戏规则，是人们在体育竞赛活动中形成的决定体育参与主体行为的一种规范性文化现象，它包含着顺应社会文明化进程要求的价值标准。其特征有二，其一，体育竞赛规则是由体育单项协会制定的该体育项目技术要求、比赛方式以及违规的处理等方面的规定，其目的是规范竞争并控制运动员的行为。其二，体育竞赛规则是竞赛所有参加人必须遵守的行为准则。参加人对规则的遵守，包括对技术要求的尽可能符合和对行为要求的严格遵守。对体育竞赛规则的讲解，则是在对赛事的悉知的基础之上，人为扩大其影响的渗入行为，也是加深老年群体对相关体育竞赛的了解程度进而进行兴趣培育。老年人对讲解体育竞赛规则的需求情况见图 4-25。由图 4-25 可知，针对老年人对讲解体育竞赛规则的需求程度，非常需要的人数为 43 人，占样本总体的 11.11%；比较需要的人数为 107 人，占样本总体的 27.65%；一般的人数为 162 人，占样本总体的 41.86%；比较不需要的人数为 41 人，占样本总体的 10.59%；不需要的人数为 34 人，占样本总体的 8.79%。

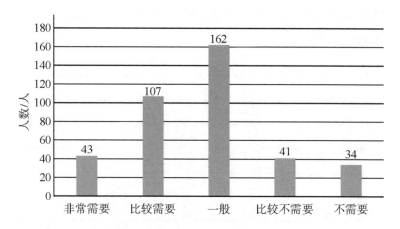

图 4-25　老年人对讲解体育竞赛规则的需求情况（$n = 387$）

5. 对自发性体育组织的需求

我国的自发性群众体育组织很普遍，也很活跃，代替政府行使了微观管理的体育职能，政府也充分肯定自发性群众体育组织的合理性，并给予此类组织表达公民的体育权利和参与体育的意愿[①]。大多数群众体育组织具有自发性组织的特征，虽然它们是社会中的"小草根"，其存在的社会意义却远远超出了体育活动本身。以不同体育兴趣、爱好、目的聚合在一起的群体，开展丰富多样的体育活动，通过学习、练习、竞赛、展示交流等活动使社会的个体通过体育健身活动凝聚成为最广泛的体育参与群体。由于自发性群众体育组织开展的活动形式多样、参与方式简便、活动场地就近而容易得到大众的认同，参与者也因乐而和，因和而乐。体育健身活动构建了和谐社会的基础，同时，也强化了民众参与健康文化活动的意识，其倡导的自我管理、自我协调的管理方式，客观上培养了公民参与管理社会的能动性。这在一定程度上推进了政府与社会组织职能的转变，使政府在社会组织管理中的职能角色获得重新定位，从"怎样管得住"向"怎样参与得好"的方向转变。老年人对自发性体育组织的需求情况见图 4-26。由图 4-26 可知，针对老年人对自发性体育组织的需求程度，非常需要的人数为 79 人，占样本总体的 20.41%；比较需要的人数为 117 人，占样本总体的 30.23%；一般的人数为 112 人，占样本总体的 28.95%；比

---

① 陈晓旭，王玉龙. 体育组织对广西大学生体育锻炼行为的影响研究 [J]. 体育科技，2022，43（2）：98-99，102.

较不需要的人数为 69 人，占样本总体的 17.83%；不需要的人数为 10 人，占样本总体的 2.58%。

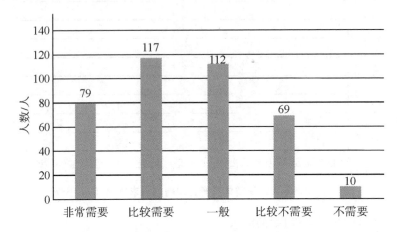

图 4-26　老年人对自发性体育组织的需求情况（$n=387$）

6. 对组织日常锻炼的需求

本书提及的组织日常体育锻炼的职能主体，主要是指自发性体育组织。自发性体育组织牵头日常体育锻炼，可使人们对体育的多样化需求得到满足。随着我国全民健身活动的不断推广，人们的健身意识不断增强，参与体育活动的动机和目的呈现多样化的特征，自发性体育组织的出现，很好地满足了人们在提高运动水平、休闲娱乐、强身健体、塑体减肥以及增长体育知识等多方面的体育需求。只有更好地满足人们的体育需求，才能吸引更多有体育需求的人们参与到体育组织中，进而推动自发性体育组织的合理有序发展。在牵头方法层面上，自发性群众体育组织要借助信息化技术实现体育活动的宣传，在开展体育活动之前可以借助微信公众号、微信群和 QQ 群等形式，发布相关信息，拓展参加的人员，吸引体育运动爱好者积极参与进来。老年人对组织日常锻炼的需求情况见图 4-27。由图 4-27 可知，针对老年人对组织日常锻炼的需求程度，非常需要的人数为 97 人，占样本总体的 25.06%；比较需要的人数为 115 人，占样本总体的 29.72%；一般的人数为 68 人，占样本总体的 17.57%；比较不需要的人数为 104 人，占样本总体的 26.87%；不需要的人数为 3 人，占样本总体的 0.78%。

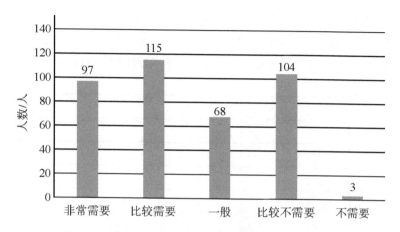

图 4-27　老年人对组织日常锻炼的需求情况（$n = 387$）

7. 对趣味性体育活动的需求

本书提及的对趣味性体育活动起到组织职能的主体，指向于自发性体育组织。趣味性体育活动是新兴的一种体育活动，其取材于生活中的一些场景，采取非正式比赛的方式，以"源于生活，高于生活"的设计动机来设置比赛项目。趣味性体育活动通过趣味性较强的运动方式，把成员从日常繁重、单调的工作中解脱出来，彻底抛弃工作中的压力，释放欢乐。趣味性体育活动的运动方式没有传统运动那么正式，它以趣味为主，注重娱乐性与大众性；没有传统运动那么严格，它以体验为主；不需要那么严格的选拔，它属于有兴趣参加的每一个人。趣味性体育活动的活动场域灵活，参赛选手门槛灵活，是融合体育、文化、娱乐三大元素的现代化体育运动①。趣味性体育活动的作用与意义大体如下：强身健体，促使参与人员形成终身锻炼的意识；娱乐大众，使没有体育专长的运动爱好者也能体验到体育带来的快乐；由于趣味性体育活动多以集体项目居多，可以锻炼人与人之间的和睦、团结、协作的意识；可以为区域内不同社区的参与人员搭建一个相互了解和交流的平台，增进彼此感情；可以为自发性体育组织营造一个快乐积极的锻炼氛围的同时提高参与人员的身体素质。老年人对趣味性体育活动的需求情况见图 4-28。由图 4-28 可知，针对老年人对组织趣味性体育活动的需求程度，非常需要的人数为 108 人，占样本总体

---

① 张冰. 趣味体育对青少年体育习惯形成的影响［J］. 南昌教育学院学报，2012，27（3）：175-176.

的 27.91%；比较需要的人数为 147 人，占样本总体的 37.98%；一般的人数为 50 人，占样本总体的 12.92%；比较不需要的人数为 62 人，占样本总体的 16.02%；不需要的人数为 20 人，占样本总体的 5.17%。

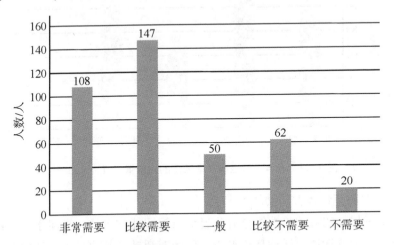

图 4-28 老年人对趣味性体育活动的需求情况（$n = 387$）

8. 对区域内公共健康促进服务供给的整体满意度需求

河北省石家庄市长安区太平河风景区南高基公园、桥西区的平安公园、新华区的中山公园、长安区的拾光智慧体育公园等老年人活动较为集中的地方，是本书问卷设计思路与发放回收的主要阵地。所以老年人对区域内公共健康促进服务的整体满意度，也是围绕着上述区域进行主观评判，评判的主要参考维度，也是问卷主体的发散题项，即硬件设施需求、运动技能信息共享需求、体医融合服务的现实需求、带动主体与社会支持的氛围需求。老年人的主观满意程度便代表着区域内公共健康促进服务供给的整体水平。老年人对区域内公共健康促进服务供给的整体满意度统计见图 4-29。由图 4-29 可知，针对老年人对区域内公共健康促进服务供给的满意程度，非常满意的人数为 71 人，占样本总体的 18.35%；比较满意的人数为 104 人，占样本总体的 26.87%；一般的人数为 149 人，占样本总体的 38.50%；比较不满意的人数为 21 人，占样本总体的 5.43%；不满意的人数为 42 人，占样本总体的 10.85%。

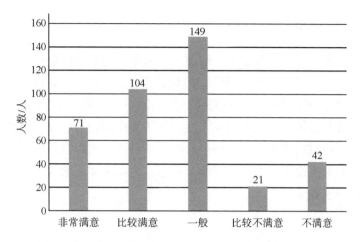

图 4-29　老年人对区域内公共健康促进服务供给的整体满意度统计（ $n = 387$ ）

9. 区域内健康促进服务开展的需求

老年人对区域内健康促进服务开展的建议，作为主观开放题，由于其个人意见的多样性与发散性，并不适合进行占比类数据统计方式，因此，本书在其建议整体整理分类的基础上，分为宏观政策类、中观建设类、微观促进类进行说明。

针对宏观政策类：希望更加细化政策设计程度，针对不同收入群体，执行多样化政策；希望加大普及力度，宣讲老年人健康的相关政策，特别是在自发性体育组织职能中加入政策讲解课程；希望在经济层面出台更多支持弱势老年群体的具体政策；希望出台针对自发性体育组织中骨干技术人员的业务提升政策。

针对中观建设类：希望加大区域内公共健身器材数量；希望定期对区域内健身器材进行检查、维护、更新；希望社区居委会与社区体育指导员多进行与老年群体的健身互动；希望相关部门加大对自发性体育组织的支持力度，包括技术支持、人员业务培训支持、制度管理支持等；希望扩大人均室内、室外体育运动场地面积。

针对微观促进类：希望全面普及区域内个人健康档案建设；希望社区基础体检时能够给出更加详细、专业的说明；希望每位业余健身爱好的老年人能有参加业余比赛的机会；希望印发针对具体健康缺陷设计的体育运动指南并普及到需要人群之中；希望在个人喜欢的运动项目之中得到专业人士的个性化指导与帮助。

四、本章小结

本章节从观照老年人健康的解题方式入手，引出体医融合视角下助力老年健康的"绿色、持久、经济"的设计理念。课题组走访河北省石家庄市长安区太平河风景区南高基公园、桥西区平安公园、新华区中山公园、长安区拾光智慧体育公园等老年人活动较为集中的地方，制定合理的调查问卷，并对区域内老年人对健康供给服务的具体需求以及需求程度进行统计说明，旨在系统深入地了解其所需所想，为丰富体医融合下的老年人健康需求提供实践佐证。

第五章 困境解析

体医融合是建设健康中国的重要措施，更是促进全体老年人身体健康的重要保障。通过对体医融合的开展现状、相关政策法规、民众需求、政府供给和市场供给等进行归纳分析，发现健康中国引领背景下，体医融合在促进老年健康方面，取得了一定的进展，但仍然在政策制度、运行管理、支撑保障和认知观念等方面存在多重困境。

第一节 体医融合的政策与制度困境

体医融合需要整合长期分离、互相独立的体育和医疗两大行业，使其有效融合起来，不断促进人民身心健康发展，推动健康中国战略。政策法规和制度作为指导国家各项事务的必要性文件，具有高度的引导、保障和规范作用，决定着体医融合的推进实施和各项资源配置等。明确体系化的政策法规有利于各项事务顺利开展，因此，政策指导和相应的制度保障是实现体医融合的根本保证。

一、体医融合的相关政策法规不健全

（一）缺乏清晰的体医融合政策

体医融合的推行和实施程序等需要政策法规加以规范和说明，体育和医疗卫生部门的协作需要相关条例章程进行指导，体育和医疗协调发展也需要相应的法律法规制度予以约束，但相应的政策法规和制度的建构却在当下的体医融合推进过程中显得相对滞后。

2016 年起，我国陆续出台了一系列政策文件，支持和推动了体医融合的发展。《"健康中国 2030"规划纲要》首次把体医融合上升到了国家战略层面，明确了体医融合的发展方向和目标，突出了体医融合的重要性。

《"健康中国 2030"规划纲要》提出通过非医疗手段进行健康干预，同时推动形成体医融合理念指导下的健康促进服务。《中国防治慢性病中长期规划（2017—2025 年）》中提出"促进体医融合，开设运动指导门诊，提供运动健康服务"等内容，这成为体育等非医疗健康干预进入医疗机构的政策依据。《全民健身计划（2016—2020 年）》《国民营养计划（2017—2030 年）》《促进健康产业高质量发展行动纲要（2019—2022年）》《健康中国行动（2019—2030 年）》等政策文件相继颁布，在宏观上指明了体医融合的发展方向，提出了实施要求和目标，表明体医融合已经成为国家意志，侧面反映出政府在促进体医融合良性发展方面的决心和信心。截至目前，在宏观政策层面，我国体医融合发展取得了一定进展，但在具体推广实施作过程中仍存在些许问题。经过分析有关文献和政策发现，体医融合在基层组织实施中缺少实用落地的完善配套专项政策和有针对性、导向性的法律法规，因此，体医融合推行受到阻碍①。

2017 年，国家卫计委联合国家体育总局等单位共同制定了《全民健康生活方式行动方案（2017—2025 年）》，倡导运用科学有效的健身运动预防疾病和促进康复，推动形成运动处方体系，鼓励各媒介大力宣传体医融合和科学健身文化理念。该方案普及了科学健身知识，促进体医融合的宣传和发展，但只是在提高全民健身方面给出了指导意见，没有体医融合实施和运行机制方面的内容。2020 年 6 月颁布的《中华人民共和国基本医疗卫生与健康促进法》，尽管为体医融合提供了法律层面的相关保障，但涉及的领域主要是体育领域，并未提及医疗卫生领域，且体育领域也主要是学校体育教学、健康管理和全民科学健身等，缺乏针对体育和医疗两部门相融合的具体政策法规条例。

由此可以发现，已出台的体医融合相关政策偏重战略定位和发展方向等宏观层面的把控，并未形成明确的体医融合发展规划、建设标准以及技术与管理规范等，也缺少具体的体医融合专项的推动方案与细则。相关政策对体医融合在推行和实践中的约束力和规范度仍然不足，并且其中大部分体医融合相关政策并未涉及具体的监管考核和评价机制，容易出现政策责任主体责权不明和问责缺失的现象，进而导致政策落实欠佳。此外，散落在各个政策文件中的体医融合相关部分也呈现出碎片化、部门化、低层

---

① 杨继星，陈家起. 体医融合的制约因素分析及路径构建 [J]. 体育文化导刊，2019（4）：18-23.

次化等表象特点①。因此，体医融合的顶层设计不够完善，缺乏清晰的融合政策，推动上下联动的合力不足。我国目前已发布的体医融合相关政策文件汇总见表5-1。

表5-1　我国目前已发布的体医融合相关政策文件汇总

发布年份	文件名称	发布部门	体医融合相关的主要内容
2016 年	"健康中国 2030"规划纲要	中共中央、国务院	通过建立运动处方库等措施，加强体医融合和非医疗健康干预
2016 年	关于加强健康促进与教育的指导意见	国家卫计委、教育部、财政部	推进运动处方库建设，积极开展国民体质监测和全民健身活动状况调查；建立"体医结合"健康服务模式，构建科学合理的运动指导体系
2017 年	中国防治慢性病中长期规划（2017—2025年）	国务院办公厅	促进体医融合，在有条件的机构开设运动指导门诊，提供运动健康服务
2017 年	全民健康生活方式行动方案（2017—2025年）	国家卫计委办公厅、体育总局办公厅	体育、卫生等部门联合培养运动康复医生、健康指导师等人才，推进国民体质监测与医疗体检有机结合，体育健身设施与医疗康复设施有机结合
2019 年	国务院关于实施健康中国行动的意见	国务院	实施全民健身行动，为不同人群提供针对性的运动健身方案或运动指导服务，推动形成体医结合的疾病管理和健康服务模式
2019 年	国务院办公厅关于印发体育强国建设纲要的通知	国务院办公厅	建立运动处方数据库，培养运动医生和康复师，建设慢性病运动干预中心
2019 年	促进健康产业高质量发展行动纲要（2019—2022 年）	国家发展改革委等 21 个部门	支持社会力量举办以科学健身为核心的体医结合健康管理机构，围绕慢性病预防、运动康复、健康促进等目标，推广体医结合服务

---

① 胡健华. 广州市天河区体医融合协同发展提升路径研究［D］. 广州：华南理工大学，2020.

表5-1(续)

发布年份	文件名称	发布部门	体医融合相关的主要内容
2019 年	关于促进全民健身和体育消费推动体育产业高质量发展的意见	国务院办公厅	鼓励医院培养和引进运动康复师,提升体育服务业比重,推动体医融合发展,推动形成体医融合的疾病管理和健康服务模式;加强针对老年群体的非医疗健康干预
2021 年	国民经济和社会发展第十四个五年规划和 2035 年远景目标纲要	全国人大	推动健康关口前移,深化体卫融合
2022 年	"十四五"国民健康规划	国务院办公厅	开展全民健身运动;深化体卫融合,构建更高水平的全民健身公共服务体系

（二）缺乏规范的体医融合法规

《全民健身计划（2016—2020 年）》和《"健康中国 2030"规划纲要》等政策性文件中,虽然在国家层面上对健康促进理念给予了宏观的指引和导向,但相关的规范性的法律法规的缺失,仍是体医融合法发展受阻的"绊脚石"。由于缺少来自法律法规上的支持,体育与医疗部门在协同推动体医融合具体实施方案时,将会面临巨大的阻力,例如,多个地区曾试图将医保报销政策与体医融合指导下的健康促进服务相衔接,但都因违反《中华人民共和国社会保险法》中的相关条款而宣告失败。因此,体医融合相关法律法规需要进一步细化和完善。

二、体医融合制度保障不健全

（一）体医融合制度不健全

健全的体医融合制度是各项活动开展和运行管理的基础,也是体育和医疗双方发挥合力的重要保障。体医融合的主体是体育部门和医疗卫生部门,但也需要其他部门的积极协助,比如教育部门、新闻媒体和社区机构等。体医融合尽管已成为国家层面的战略,但相关政策仍停留在宏观层面上,支撑保障系统的配套政策法规和制度等也均未出台,这必然会导致体医融合推动实施出现后力不足的现象。例如,关于体医融合专业人才培养方面,体育部门和医疗部门依然没有明确的政策依据和制度依据,极易导致权责不清,影响体医融合进度。

（二）体医融合机制不完善

1. 体医融合的统筹领导机构不足

体育与医疗分属于不同的体制，其各自运行的模式和机制各不相同，在行政管理性质和管理模式上也存在差异。长期处于各自独立和互不干扰的状态，导致两部门难以做到协调发展和协同推进实施体医融合，处于各司其职、权责分明的现实状态。另外，由于体医融合的性质使然，相关政策的推进和执行主体必须是体育部门和医疗行政部门，两部门同时承担体医融合政策的推行、协调、监管、评价和完善等多种职责。为了体医融合的推行与实施，两部门要在各自体制制度规范内展开广泛协作，由于相关政策缺少中观微观政策，导致落地措施少，没有规范的行为模式和办事程序，相关落实工作比较艰难，需要体医两部门协同发展的领域也尚未建立起沟通协商平台。因此，在体医融合实际推行实施过程中，两部门间协作性较低，执行力不高，体医融合效果不佳，同时也缺乏有效的监管与评价。所以，在体医融合过程中，两部门缺少协同合作的统筹领导机构来推动体医融合的协调发展。

2. 体医融合的协调发展机制不健全

目前，体医融合的实践探索多局限于体育系统和医疗卫生系统内部，体育系统与医疗卫生系统协同推进的成果较少。大多数医生由于缺乏专业、系统的体育知识，运动项目经验不足，面对不同患者和居民难以给出有效稳妥的运动处方[①]。同样，体育指导员也面临着临床医学经验缺失，保健医学的知识不足的局面，同样难以给患者开出安全有效的运动处方。这表明体医融合的各个执行主体之间存在专业瓶颈与协作壁垒，缺少协调发展机制，致使主体间无法进行融合。

健全的体医融合协调发展机制不只需要体育与医疗卫生部门的协调配合，在运行管理层面上还需要体育与医疗卫生部门的组织融合、专业人才融合以及标准融合等，在协调发展的支持保障层面还需要体医部门健康服务产品融合、专业知识融合以及文化观念融合等。

---

① 卢文云，王志华，陈佩杰. 健康中国与体育强国建设背景下深化体医融合研究的思考 [J]. 上海体育学院学报，2021，45（1）：40-50.

第二节　体医融合的运行管理机制困境

系统的体医融合运行管理机制是顺利推行、实施和不断完善体医融合项目的基本保障，也是不断驱动促进人民身心健康发展的强劲动力。

体医融合运行管理机制是体育与医疗部门之间协同配合、相互融合发展的基础保障。体医融合运行管理机制的不健全主要体现为基层统筹推动机制不足、部门协同机制缺乏、监督考核机制不完善、体医融合评价机制缺失、融合激励机制缺失、民众诉求表达不畅。

一、基层统筹推动机制不足

为了促进体医融合等健康中国行动的全面发展，国家层面上成立了健康中国行动推进委员会，负责推动相关政策的实施，但健康中国行动推进委员会只在宏观上把握和引导，具体相关政策的落地实施行动还有赖于地方配套专项政策的支持。另外，基层统筹推动机制不足导致大多数地方配套专项政策出现滞后等现象，因而体医融合等相关政策落地执行效果较差。目前，仅有北京、江苏、广西和山东等几个省市发布了落实体医融合等健康促进服务的专项政策。

二、部门协同机制缺乏

体医融合的落实需要地方政府、医疗卫生部门与体育部门等相互协作，尽管国家已经完成了体医融合的相关顶层设计，出台了较多的宏观调控政策和法规等，但是基层组织部门在实际推行与实践过程中还是困难重重，主要表现为"协调困难""部门隔阂""政出多门"等，进而大多呈现搁置状态。由于体育与医疗隶属不同的体制，牵涉各自的行业发展和利益分配等实际问题，导致体育与医疗部门间关系羸弱、协作不畅。

三、监督考核机制不完善

体育部门和医疗卫生部门各有独立的管理和监管体制，目前，因为在国家政策层面上缺少针对体医融合项目的具体监督考核指标，所以基层体育和医疗等部门缺乏完备的体医融合考核指标体系，从而阻碍了完善的体医融合监督考核机制的形成。

四、体医融合评价机制缺失

标准是每个行业的规范和指南，是体育和医疗卫生系统有序发展的基本保障，也是体育与医疗卫生系统等行业融合发展形成新业态的基础①。目前，由于体医融合项目还处于起步阶段，各方面都在探索阶段，尚未制定出规范标准，体医融合实践规范标准缺失主要体现在体医融合专业人才缺乏从业标准和体医融合健康服务流程缺乏标准。因此，我国目前难以形成系统的体医融合评价机制，体医融合评价机制的缺失导致健康服务缺少保障，后续完善优化工作难以展开。

五、体医融合激励机制缺失

激励机制是引导个人、组织或者企业积极参与到体医融合中的一种促进手段，激励机制一旦形成，就会使体医融合处于一种高效发展的状态。对于个人层面，激励机制能够提升健康服务需求群体参与到体医融合过程的积极性，但目前的激励机制多以精神激励为主，缺少强有力的物质激励。对于组织和企业，它们是参与体医融合的中坚力量，组织或者企业的参与，能够在一定程度上缓解体医融合建设资金不足、资金渠道单一的问题，也能加速体医融合建设，促进服务产业链的形成。但是，目前激励机制基本处于缺失的状态。

六、民众诉求表达机制不畅

民众的体医融合健康服务需求复杂多变，传统的体育医疗公共服务供给已不能满足，相应的医疗负担日益增大。民众作为体医融合的利益主体，需要通过主管部门或者体医融合责任主体合理地表达利益诉求。相关调查显示，传统的民众"自下而上"的诉求表达渠道不畅，供需之间缺乏必要的联系，没有形成有效的需求表达反馈机制②。因此，疏通体医融合供需双方的沟通交流渠道，协调解决体医融合健康服务实施过程中的供需矛盾，将有利于优化体医融合项目。

---

① 叶宋忠，仇军. 老龄化背景下养老产业与体育产业融合发展研究［J］. 西安体育学院学报，2019，36（4）：410.

② 熊禄全，张玲燕，孔庆波. 农村公共体育服务供给侧改革治理的内在需求与路径导向［J］. 体育科学，2018，38（4）：22-36.

第三节　体医融合的认知困境

体医融合作为一种较为新兴的医疗模式，其概念和内涵尚未得到广泛的认同和普及。这种认知上的不足导致公众对体医融合的理解存在偏差和误解，公众可能无法准确理解体医融合的核心理念和目标，从而对其价值和意义产生质疑。这种认知偏差和误解不仅降低了公众对体医融合的接受程度，也限制了其在实践中的应用和推广。从学科角度来看，体医融合涉及多个学科领域，需要跨学科的知识和技能。然而，目前的医学教育和培训体系尚未完全适应这种需求，医学专业人才在体医融合方面的知识和技能不足，限制了其在实践中的应用和发展。跨学科知识和技能的缺失，使得医学专业人才难以有效地将体育和医学的知识和技能融合在一起，从而影响了体医融合的实践效果。从实践和应用角度来看，体医融合需要整合医疗资源和体育资源，但目前的医疗资源分配体系尚未完全适应这种需求。医疗服务的质量保障也是一个关键问题，体医融合要求高质量的医疗服务，但目前的医疗服务体系尚未完全适应这种需求。医疗费用的控制也是一个挑战，体医融合需要控制医疗费用，但目前的医疗费用控制体系尚未完全适应这种需求。这些问题都需要在认知层面进行深入思考和解决。因此，体医融合的认知困境涉及多个角度，需要进行深入分析和探讨，通过这些多角度的深入分析和探讨，可以更好地理解体医融合的认知困境，并提出有效的解决方案，推动体医融合的健康发展。

一、体医融合认知观念淡薄

体育是人们根据自然和社会的需要，以身体运动为基本手段，促进身心全面发展的身体文化活动，其最终目的是强身健体、预防疾病，提高人们的生活质量和生命质量。随着竞技体育不断深入人心，学校"重文轻体"的观念持续加剧，致使国民体育意识不强，弱化了体育原有的在预防慢性病、康复治疗等健康促进方面的实用价值。在体医融合的实施过程中，大多数项目依托体育医院和康复医院等，其服务定位于为患者提供损伤治疗和康复治疗，针对健康人群与慢性病患者的运动健康教育与指导和运动处方等健康促进服务较少。此外，大多数的老年人参与锻炼的积极性不高，缺乏通过运动预防疾病的意识，对体育的价值认识不足，对体医融合的观念更加淡薄，这些思想壁垒也间接制约了体医融合的推行与发展。

二、传统医疗文化习惯遏制体医融合理念的形成

受竞技体育和传统"治已病"思想的影响，多数居民对体医融合的新模式认知不足，刻板地认为医疗卫生就是治疗疾病，而体育运动就是参加比赛、锻炼身体或者休闲娱乐。大部分患者在医院接受治疗时参与配合的积极性较高，愿意遵守医生给出的运动处方，但出院后其自主运动意识薄弱，基本只能遵循医疗处方，而忽略运动处方，不能持续参与体育运动，对体育的康复价值认识不足，对体育的疾病预防价值认识更是不足。这种"重医轻体"的观念致使体育和医疗难以形成共生理论基础，医疗技术依赖习惯遏制体疗技术的融合发展，进而居民对体医融合促进健康的理念认同度较低。

三、体医融合消费意识薄弱

由于当前体医融合促进服务主要依赖体育和医疗两部门组成的健康促进服务团队，或者市场型的体医融合服务机构，需要联动医院和借助医院的设备等。部分中老年群体对有些健康促进服务的消费欲望较低，普遍认为健身只需要付出时间与精力，而不是消费活动，因而体医融合服务的消费意识薄弱。

四、慢性病防治中群众运动参与度较低

慢性病的防治群体主要是老年人，该群体多是受传统思想观念以及损伤厌恶效应的影响，经常是不想参与运动，不敢参与运动，担心在运动的过程中出现不必要的损伤。另外，较多老年人的家属也不支持老年人参加户外体育运动，也在一定程度上降低了老年人群参与体育运动的意愿。同时，较多的老年人也不懂科学专业的体育运动，社会上专业健身机构也因风险因素较高，不愿意提供针对性的体育运动服务。少数有运动意愿的老年人，被迫自我锻炼或者在公共场所运动，持续性较差，缺少科学专业的指导与帮助。因此，体医融合健康促进服务对慢性病的防治是否有效，关键的一步就是提高慢性病老年群体的运动参与度，纠正其认知问题。

第四节　体医融合的支撑保障体系困境

当前阶段，体医融合的支撑保障体系面临着一系列显著的挑战。在政策支持领域，当前的政策环境尚未形成对体医融合发展的明确导向和制度保障，这在一定程度上削弱了体医融合发展的政策基础。政策导向的缺失使得相关主体在推进体医融合过程中缺乏明确的方向和目标，而制度保障的不完善则增加了体医融合发展的不确定性和风险。这种政策环境的不足，无疑对体医融合的健康发展构成了制约。在资金投入领域，体医融合的发展需要大量的资金支持，然而，当前的资金投入水平远不能满足体医融合项目的发展需求。资金投入的不足不仅限制了体医融合项目的规模扩张，也影响了其持续发展的能力。缺乏足够的资金支持，体医融合项目难以形成规模效应，难以实现经济效益和社会效益的双赢。在人才队伍建设领域，体医融合领域的发展离不开专业人才的支持，然而，当前的人才培养和引进机制尚未形成完善的体系，导致体医融合领域专业人才短缺。这种人才短缺不仅影响了体医融合项目的实施效果，也制约了体医融合领域的创新能力和竞争力。在技术支撑领域，体医融合的技术研发和应用推广尚未深入，难以满足市场需求。技术的不足不仅影响了体医融合项目的实施效果，也制约了体医融合领域的创新能力和竞争力。因此，加强技术研发和应用推广，提升技术支撑能力，是推动体医融合健康发展的重要举措。综上所述，政策支持不足、资金投入不足、人才队伍建设滞后以及技术支撑不足等问题严重制约了体医融合的健康发展。

一、体医融合的资金供给较少，渠道单一

由于体医融合在我国还处于起步阶段，各种运行管理模式和发展机制尚不完善，没有形成完整的产业链，独立性与自主性不足，难以自我造血，所以目前我国体医融合的资金供给基本依靠体育及卫健部门的财政拨款，资金来源渠道单一，并且专项资金设立不足。究其原因，主要是体医融合保障制度尚未建立，并且各地区体育和医疗发展不均衡，尚不在国家体育产业的经费支持范围内，更是缺少相关资金政策和制度的使用规范。

二、体医融合的基础设施缺乏

当前我国缺乏大量的优质医疗资源，并且过度使用医疗资源，各地区公共体育服务资源供给与分配不均衡的现象非常普遍，因此导致了居民日益增长的健康促进服务需求与优质稀少的医疗资源之间的矛盾愈发严重[①]。另外，由于体医融合尚未形成系统完善的运行机制，财政供给不足，不同地区对体育融合的重视程度和落实情况差异较大，致使体育融合配套设施难以进入规模化发展。

目前，我国进行试点的体医融合模式主要有体育部门作为主导的社区模式、医疗部门作为主导的医院模式等。在体医融合健康促进服务实践中，这两种主流模式在自己所属的领域都有较大的优势，而在对方领域都在存在基础设施不足，供给较低等情况。另外，多数需求群体对医院模式的信任度和消费意愿较高，但是医院模式中体育专业指导员和较多的体育设施的供给能力比较有限，这也是限制医院模式大范围推广的主要原因。体育部门作为主导的社区模式，尽管有充足的体育场地和设施，但是医疗方面的各种设备相对稀少，难以匹配广大需求群体的健康服务需求。此外，公立性质的康复中心缺少先进的精密设施，无法为各种需求群体提供服务；私立康复中心的设施相对丰富和先进，但数量少且费用高，居民普遍难以接受。

三、体医融合的复合型人才匮乏

体医融合的特征决定了体医复合型专业人才是实现体医融合最重要的基础条件，也决定了体医复合型人才必须具备系统的体育素养与医学素养。随着体医融合政策的不断发展和完善，对复合型人才质量和数量的要求也在逐渐提高。因此，体医复合型人才培养的质量与规模应成为当下关注的焦点。然而现阶段，体医复合型人才的培养主要依靠运动康复专业和运动人体科学专业，开设这两门专业的学校较少，主要集中在体育院校，医学类院校分布很少，而且"体不懂医，医不懂体"的现象非常普遍。此外，体育院校与医学类院校的人才培养方案和目标都不一致，都各自偏重本学科内部的素养提升，对跨领域和交叉学科的知识与技能重视程度不

---

① 李璟圆. 以习近平经济思想引领体育与医疗融合发展 [J]. 北京体育大学学报，2018，41（9）：8.

够，所以很难保证复合型人才培养的质量。

2016 年全国"两会"提案数据显示，当时中国具有康复治疗师专业资格的约 3.6 万人，也就是每 10 万人中只有 2.65 名康复治疗师①，相比欧美差距甚大。此外，专业体育院校和医学院校，每年毕业的运动康复和运动人体科学专业的人数只有 2 000 人左右②，因此，复合型人才培养总量根本无法满足我国当前庞大的市场需求。

尽管这些复合型人才的需求量巨大，但学习该专业的人数依然没有明显增长，这主要是因为体医复合型人才的工作性质尚未界定，加之存在就业门槛较高，转行现象普遍的情况以及职业认同、行业壁垒等问题，也影响着人们的选择和就业。另外，在我国目前的教育制度下，体医复合型专业人才培养机制缺失，体医专业的融合建设仍需探讨。因此，体医融合复合型人才的质量和数量始终处于匮乏的状态，不足以支撑体医融合的发展和完善。

四、体医融合健康促进服务供给体系不完善

完善的体医融合健康促进服务供给体系是促进国民身心健康发展的基本保障，但是我国体医融合项目还处于起步阶段，各方面还在探索之中，服务供给体系不够完善。目前，体医融合健康促进服务以体育为主导的试点，大多以社区为基本单位展开，各种服务模式处在实践探索阶段。

（一）体医融合健康教育服务效率较低，宣教普及不到位

体医融合组织宣传缺乏、渠道单一，未能引起广大群体的注意，社区中开展相关健康教育活动和组织体育活动的次数都较少。另外，线上教育平台的关注量较低，并且体医融合的相关内容也不够精准，作为健康服务需求主体的老年人对线上平台关注更少，导致需求群体对体医融合科学运动理念认知不足，大多对体医融合的概念较为模糊。

（二）体医融合健康促进服务供给不足

1. 体医融合健康促进服务力度不足

目前，以社区为单位进行的体医融合健康促进服务，多数是在体质监

---

① 王国祥，邱服冰，杨剑. 中国运动康复专业人才培养体系的构建 [J]. 中国康复理论与实践，2020，26（10）：1133-1141.

② 刘海平，王洪波. "体医融合"促进全民健康的分析与思考 [J]. 首都体育学院学报，2019，31（5）：454-458.

测服务的基础上，开具运动处方、建立健康档案，以及为慢性病患者提供运动干预等服务。这就导致体医融合健康促进服务比较依赖体质监测服务，而社区居民参与体质监测服务的积极性较低，体质监测活动次数也较少，医疗卫生机构在社区提供服务次数不足，且很少与社区体育指导员协同配合，体医复合型专业人员数量更是有限，安全有效的运动处方难以提供，因而导致体医融合健康促进服务较难展开。

2. 体医融合健康促进服务供给的质量不高

由于体医融合健康促进服务在我国还处于探索阶段，资源配备不足，相应的具体实践活动都以试点形式在发达城市展开，表现出了发展不均衡的特点。目前，体医融合健康服务内容以体质监测、运动指导等预防性手段为主，体育与医疗之间缺乏科学规范的深度融合，在常见的糖尿病、心脏病等慢性疾病的诊疗方面，难以给出针对性的健康服务内容，基本都是推荐药物和医疗治疗为主，鲜有体医结合的干预方式和运动处方，仍不具备高质量供给的客观基础；同时，健康服务的体质监控体系也不完善，监测指标不全面，往往注重监测，缺乏具体的科学指导内容，创新度不高，缺乏针对不同群体的个性化监测。另外，体医融合心理健康促进服务方面，研究不足，相应服务基本缺失。

另外，由于体医融合相关资源匮乏，体育与医疗两大系统对各自具有的资源整合不足，导致出现了以各自为主的条块化管理模式，健康服务的信息资源和人才资源等协同共享机制不完善，少有体医融合健康促进服务产品产生，致使体医融合健康促进服务供给的量不足以满足社会群体的需求。

（三）社区低质量体医融合服务引发质疑

目前，体医融合健康促进服务主要以社区为单位进行展开，但因缺少体医融合专业性和权威性的健康促进服务团队，在北京、上海等社区开展的体医融合健康促进服务，疾病诊疗与运动康复效果不明显，引发居民和患者的质疑，同时也使患者对运动防治慢性病存疑，反而更愿意就医，接受医生的治疗与建议①。

（四）不同人群服务精确度不高

体医融合健康服务的需求群体是各个年龄阶段以及不同身体状况的个

---

① 李璟圆，梁辰，高璨，等. 体医融合的内涵与路径研究：以运动处方门诊为例 [J]. 体育科学，2019，39（7）：23-32.

体，每个人对同一个服务都会有不同程度的需求，如老年人对慢性病的预防与治疗比较重视，中青年群体则对身体素质测试服务方面比较关注，在这方面老年人的需求度相对较低。心理健康咨询服务方面，女性群体的需求量相比男性较高。

此外，由于体医融合健康促进服务仍处于起步阶段，受工作服务人员人数和专业性的限制，体育与医疗的融合度较低，协同配合不足，不能针对不同人群进行区分，实施系统的精确化的个性服务，虽然在日常健康服务过程中对不同年龄、性别和健康程度的群体都提供了相应的服务，服务的精确度却不高。

五、体医融合的产业开发困境

（一）体医融合产业市场活力不足，外部支持环境不完善

目前来看，体医融合健康促进服务具有准公共服务属性，主要以政府为主导，市场层面的供给不足，市场活力要素未能调动，缺乏厚植于体医融合的市场引领。引导市场及社会组织等合理有序地介入体医融合健康促进服务，一定程度上有利于缓解体医融合健康促进服务供给的失衡问题，提高服务质量，提升发展速度。

当前我国体医融合健康促进服务依然处于起步阶段，相关健康服务的盈利性和稳定性还不明显，有待进一步研究。同时，因国家对体医融合的公益性宣传难以引起投资者的重视，因而市场及社会组织等因素介入不足，致使体医融合相关配套实体产业未能进入大规模的产业化发展阶段。因此，政府应该引导和扶持体医融合项目，优化市场环境，但目前依旧缺乏清晰明了的针对体医融合健康产业的具体优惠政策和财政支持。此外，由于市场型体医融合产业投入大、盈利模式不明确，体医融合健康服务对人力资源和基础设施等要求很高，而目前体医复合型专业人才缺乏，专业基础设施匮乏等问题较多，所以市场活力不足，促进体医融合健康促进服务向多元化和多层次化发展受阻。当前我国体医融合健康促进服务模式见表5-2。

表 5-2　当前我国体医融合健康促进服务模式

类型	模式	代表试点	内容
公益型	体育主导的社区服务模式	上海市嘉定区马陆镇文化体育服务中心等	进行健康体检和体质监测、运动风险预防及评估、健身指导与健康管理，由运动专家和医生共同开具运动处方，针对居民日常健身和慢性病防控进行科学指导
	医疗部门主导的科室服务模式	北京市体检中心、北京广安门医院等	在医院内设立专门机构，针对中老年慢性病人，进行体质监测、疾病预防、医疗诊治等工作；根据病人身体情况开具运动处方，有针对性地指导患者锻炼
	产学研合作平台健康服务模式	北京大学运动健康科研成果与泰山体育公司的健康管理平台相结合	科研单位与医院等进行合作，进行体医融合的试验性尝试
市场型	运动康复中心健康服务模式	上海中康美复康复诊所、北京英智奥体运动康复诊所	进行专业的体质检测、运动风险评估，给出针对性的运动指导和康复方案
	健身机构服务模式	上海巅峰健康科技股份有限公司等	在运动场所内设立医学康复机构，充分利用医学、体育、康复等知识对各类健身会员进行体质评估，提出相应运动处方，进行运动康复训练

（二）体医融合支持产业乏力

体医融合相关支持产业的良性发展是体医融合健康促进服务产业的基础。但是目前我国体医融合有关的支持性产业发展比较滞后，无法为体医融合提供完备的支持与后续动力，主要表现在以下几个方面。

1. 缺乏高质量的体医融合相关设备

体医融合健康促进服务整合了体育与医疗卫生两大行业，因而体医融合在具体的实时操作过程中，需要借助相关体育与医疗设施设备，完成健康促进服务过程中的健康监测、体质检测、医学检查和运动处方的训练任务等，所以高质量的先进体育与医疗设备是高质量的体医融合健康促进服务的保障。但是，目前我国体医融合健康促进服务过程中使用的先进运动防护器材与专业的医学诊疗设备基本依靠进口，价格相当昂贵，需要较大的财政支持。由于技术封锁和相关设备研究投入不足，国产的检测诊疗设备的质量和功能难以得到保障。另外，有关报告也显示，国内市场提供的体育产品不能满足当下的社会需求。

2. 体育融合健康促进服务运动康复理念和手段落后

目前，居民对健康促进服务康复理念的认识仍然不足，普遍认为运动康复只是损伤或者术后的护理过程等，还没有形成运动损伤的预防和运动状态监控等科学运动康复理念，对运动过程中可能产生的运动损伤或者意外预防与监控意识不足。另外，国内目前的运动损伤预防和运动状态监控手段和方法比较落后，少有的一些先进设施和手段也只应用于专业运动员，而多数高水平专业运动员的运动康复基本都选择在美国等发达国家进行，缺乏普适性，普通居民应用困难。

3. 智能化设备的可靠性不足

随着科技的进步，市场上出现了大规模的可穿戴式智能设备①，如可以检测心率和血氧含量等基本身体指标的智能手表等。这些可穿戴式智能设备通过简单的运动类 App 就可以操作，可以实时监测人体的动态指标，记录每天的活动情况。另外，有些穿戴设备还提供相关的健身指导方法，督促用户持续性参加体育锻炼。但也有相关报道和新闻表示这些可穿戴式智能设备提供的监测数据可靠性和准确性不高，有些质疑者把相关设备安置在植物或者非活体上，竟然也可以测出心率等数据。因此，智能化设备的可靠性问题亟待解决。

（三）医疗部门经济利益受损阻碍体医融合发展

纵观各行各业，利益始终是行动者的出发点和归宿点②。在我国，公共健康服务一直是由医疗卫生部门管理下的各级医院和医疗工作人员进行的单一医疗干预，并逐渐形成了利益群体。体医融合需要体育部门的非医疗健康干预手段的融入，这势必会涉及且打破原有的利益格局，降低医疗

---

① 可穿戴式智能设备是应用穿戴式技术对日常穿戴进行智能化设计、开发出可以穿戴的设备的总称，包括眼镜、手套、手表、服饰及鞋等。随着技术的进步以及用户需求的变迁，可穿戴式智能设备的形态与应用热点也在不断地变化。可穿戴设备自诞生以来就以其便携快捷、具备部分计算功能、可连接手机及各类终端等优势备受关注。理论上来说，医院、设备、数据三者的结合能充分发挥出可穿戴设备的天然优势，将数据快速处理以及做出及时反馈，将极大地帮助医护人员对患者进行有效的治疗。与其他可穿戴设备相比，医用设备需要具备更高精度的数据采集、更快速的数据处理和传送功能。

② 冯振伟，韩磊磊. 融合·互惠·共生：体育与医疗卫生共生机制及路径探寻 [J]. 体育科学，2019，39（1）：35-46.

部门的经济收益①，改变医疗卫生部门原有规章制度，影响原有部门及相关利益群体的经济效益。

体医融合需要以运动处方的形式对患者和需求群体进行非医疗手段的运动干预，而运动干预的经济成本低，需要较长的时间才能见效，周期较长，不仅费时费力，也会影响医务工作者的收益②，因为多年以来医生的收入都和门诊量、手术量、开出药物以及检测项目的多少挂钩③。对医院而言，市场化运行机制的医院管理和经营模式之下，利润成了医疗的直接目的，并且在不断追求经济效益最大化，无节制地使用高新技术，造成了过度医疗，重复治疗的现象，医疗机构并以此获得丰厚的经济效益④⑤⑥。虽然体医融合健康促进服务能够在较大程度上减少个人的医疗负担和国家的医疗财政投入，但也影响了医务工作者和相关利益群体的切身利益，导致对收费较低的运动干预和运动处方关注度低下，参与体医融合健康促进服务的积极性不高。因此，体医融合在医疗系统未能有效地落地施行，进而流于形式。此外，医生开出的运动处方会使得部分医院内的收费治疗转移到体育部门的运动指导服务中，进而影响了医疗部门的利益，受利益驱动的影响，医生普遍倾向于推荐通过医疗手段进行治疗和干预，弱化了运动干预在康复治疗方面的作用，更忽视了运动处方的预防效果和对慢性病的辅助治疗作用，在一定程度上阻碍了体医融合健康促进服务的推行与发展⑦。还需要注意的是，目前我国体医融合还于初步探索阶段，与居民医保和社会保险的衔接工作还有待完善，没有规范的收费标准，对参与健康服务的医务工作者和体育指导员的报酬和支持也没有明确说明，所以在没

---

① 韩磊磊，周李，王艳艳，等.跨领域合作视角下中国体医融合的路径选择 [J].武汉体育学院学报，2020，54（9）：5-9.

② 吕德成.医疗改革与医学整合 [J].医学与哲学（人文社会医学版），2009，30（7）：3-7.

③ 杜治政.医师的权威与病人自主：三论医师专业精神 [J].医学与哲学（人文社会医学版），2011，32（6）：1-4.

④ 张晨晨，夏雨.过度医疗成因分析及遏制对策：基于经济学视角 [J].公共经济与政策研究，2016（1）：134-143.

⑤ 李爽，张树江.新医改背景下过度医疗的原因及其对策分析 [J].中国卫生产业，2017，14（9）：196-198.

⑥ 冯振伟，王先亮.基于共生理论的体育业与医疗服务业融合共生路径构建研究 [J].山东体育学院学报，2018，34（5）：1-7.

⑦ 常凤，李国平.健康中国战略下体育与医疗共生关系的实然与应然 [J].体育科学，2019，39（6）：13-21.

有完善保障的情况下，难以调动体医融合健康服务人员的工作积极性。

六、科技支撑与信息共享水平较低

（一）运用新兴技术推进体医融合健康促进服务进程不足

随着科技的飞速发展，众多新兴科学技术给我们的生活带来了质的变化，体医融合也需要与时俱进，运用新兴技术实现高效率、精准化、便捷化的健康促进服务，如借助大数据实现需求群体与服务供给端的高效衔接与匹配工作，实时监控健康状况，云推送训练指导等。但是，我国体医融合科技水平整体较低，主要表现在新兴技术在体医融合健康服务中参与度较低，体医融合运动处方库尚在建设中，新兴技术与智慧健身等应用不足，大数据与全民健身相结合等尚在开发探索中。政府和居民参与度较低、专项建设资金供给不足以及相关专业人才缺乏，都是影响运用新兴技术推进体医融合健康促进服务进程的因素。

（二）体医融合信息共享平台不足，缺乏智慧化服务

体医融合的主体是体育和医疗两大行业，但也涉及体质监控与评估、健康服务管理等多方面的综合内容。由于我国体育与医疗部门管理结构和运行模式的不同，并且长期存在严重的行业壁垒等问题，导致体育和医疗卫生两大系统的信息共享并不畅通，缺乏大数据支持，造成了体育指导、健康监控、医学检查和监测信息等服务严重脱节[①]。体医融合健康促进服务、运动处方和医疗信息处于比较独立的状态，信息共享不足，居民无法及时获得自身健康状况的综合信息反馈，影响了居民对体医融合健康服务关注的积极性。

运动处方等也未纳入居民健康监测的健康档案，缺乏专业健康信息共享平台，整合体育指导、运动处方、体质健康及体检报告等居民健康综合信息，建立智慧化的电子健康档案，体育、医疗卫生部门和居民自身实时共享。此外，考虑到体医融合健康促进服务中需求较高的老年人，对智慧化的信息平台使用不方便等，传统的纸质健康档案不能取消，应着重解决如何实现传统媒体与新媒体上联合实时发布等问题。因此，可以发现当前我国体医融合健康促进服务信息共享平台建设相对滞后，缺乏智慧化服务，难以实现信息化、模块化、智能化等，无法对居民的健康状况进行实时动态监控等。

---

① 彭超."体医"融合视域下城市社区老年健康服务的实施路径研究［D］.曲阜：曲阜师范大学，2019.

第五节 体医融合的资源配置失衡困境

一、区域资源配置不均衡

体育和医疗卫生资源属于公共服务资源的一部分，公共体育服务也是公共服务的一种。公共体育服务供给过程中暴露出了供给不均衡的问题。一是经济发达地区和欠发达地区之间不均衡，二是城乡之间不均衡，主要体现在公共体育基础设施投入的质量和数量上，经济发达地区远高于经济欠发达地区①。另外，城市的公共体育服务供给建设财政支持力度也明显高于乡村地区②。

（一）地区间资源配置不均衡

目前，体医融合落地实施的项目内容主要是体医融合试点工作、运动处方专业人士培训以及通过运动处方干预慢性病等。经过对比各地区的试点情况可以发现，体医融合健康服务供给受到经济发展水平的制约，在我国中部和东部等经济发达地区的省市，体医融合健康服务工作推进的效果远远好于经济相对落后的西部地区，并且这些地区大多还是滞后状态。这种现象也从侧面暴露了体医融合资源供给不足、配置不均衡的问题。例如，体医融合健康服务在上海和北京等地的社区就推进落实得比较好，主要是因为这些社区的体育公共服务投入力度大，保障体系完善。截至2021年年底，上海市和北京市人均体育场地面积达了2.44平方米和2.69平方米，而我国人均体育场地面积才2.41平方米，即上海市和北京市人均体育场地面积都已超过了平均值，但是除了北京和上海外，其他地区的人均体育场地面积均小于我国人均体育场地面积。另外，上海市社会体育指导员的数量已占常住人口的2.62‰，同样远高于相对不发达的地区；上海市居民的多项体质检测指标都位居全国前列，这充分证明了地区间存在体医融合资源配置不均衡的问题。

---

① 赵慧娣. 新时代背景下公共体育服务供给侧结构优化路径研究 [J]. 体育与科学，2018，39（2）：20-26.

② 彭国华，张莉，庞俊鹏. 健康中国背景下农村公共体育服务的发展困境及治理 [J]. 体育文化导刊，2018（6）：58-62.

（二）城乡间资源配置不均衡

体医融合基础设施和健康服务等资源配置在城乡之间的差异也很明显，农村相对于城市，其体育资源和医疗卫生资源不仅匮乏，少有的一些也陈旧落后。另外，农村乡镇卫生院和村卫生室的人员配备很少，仅有的工作人员基本也不具备专业的体育运动知识，没有闲暇精力，也没有能力给出安全有效的运动处方。此外，农村的体育运动基础设施数量非常少，质量也不高，而且缺少日常维护，破损情况也较为严重，少有先进的体质监测设备，严重制约了体医融合健康促进服务在农村的推行实施。

二、体医融合基础设施配置不均衡

完善的基础设施系统是在社区推行实施体医融合健康服务的基础。截至 2022 年年底，我国人均体育场地面积虽达到了 2.62 平方米，虽然较 2021 年有所提高，但仍然存在体医融合资源配置不足和失衡的问题，主要体现在大量社区尚未建立体医融合健康服务机构，社区康复治疗诊室的健身环境和卫生条件等方面不够理想，配套的体育设施大多是简便的健身器材、血压计、体重计等常规简单设备，辅助检验和预防保健等设备严重匮乏，缺少先进的体质监测设备和医疗器械，无法为社区居民提供系统的体医融合健康服务，也不能满足不同人群的健康服务需求。

相反，以医院为主导的体医融合健康服务，相关配套设施比较完备，体质监测设备和医疗辅助设备等相对丰富，但是缺少专业的体育指导员和运动场地，大多数医疗卫生工作人员也不具备专业系统的体育运动和保健知识，无法为健康服务需求群体提供有针对性的运动处方，致使居民日益增长的体医融合健康服务需求无法得到满足。因此，医院和社区出现了体医融合资源配置不均衡的问题。

第六章　体医融合促进
老年健康的实施路径

第一节　完善顶层设计和整体统筹，构建支撑体系

一、完善相关政策法规

《"健康中国 2030"规划纲要》强调："发布体育健身活动指南，建立完善针对不同人群、不同环境、不同身体状况的运动处方库，推动形成体医结合的疾病管理与健康服务模式，发挥全民科学健身在健康促进、慢性病预防和康复等方面的积极作用。""加强科学指导，促进妇女、老年人和职业群体积极参与全民健身。""加强老年常见病、慢性病的健康指导和综合干预，强化老年人健康管理。"等内容，明确提出促进老年人积极参与健身，加强老年人健康干预管理①。2019 年 8 月颁布的《国务院办公厅关于印发体育强国建设纲要的通知》指出，要"制定并实施全民健身计划，普及科学健身知识和健身方法，因时因地因需开展全民健身活动，坚持大健康理念，从注重'治已病'向注重'治未病'转变。"该通知还要求开展国民体质监测和全民健身活动状况调查，完善并推行国家体育锻炼标准，建立运动处方数据库，培养运动医生和康复治疗师，将慢性疾病运动干预中心作为重大工程推进。② 2019 年 9 月，国务院办公厅印发《关于促进全民健身和体育消费推动体育产业高质量发展的意见》，要求推动体医

---

①　中共中央，国务院."健康中国 2030"规划纲要［N］. 人民日报，2016-10-26（01）.

②　国务院关于印发体育强国建设纲要的通知［EB/OL］.（2019-09-02）［2024-06-18］.http://www.gov.cn/zhengce/content/2019-09/02/content_5426485. htm.

融合发展，强调要加强针对老年群体的非医疗健康干预，普及健身知识，组织开展健身活动，明确责任部门和职责分工①。上述系列政策文件，多是从宏观层面对各个有关部门落实体医融合理念提出相应的工作思路和工作要求，而充分考虑老年健康领域的特殊性，侧重于推动体医融合促进老年健康服务的政策文件几乎没有。

政策法规是体医融合促进老年健康服务理念发展进步与落实的保障，有助于相关单位从战略的高度理解体医融合促进老年健康的重要意义，正确认识协同治理问题，基于发展需要，构建系统完备、具体配套、可操作性强的制度体系，从源头上破除体医融合促进老年健康服务多元主体协同治理的制度与机制障碍，推动制度化、规范化及程序化构建。因此，政府需要制定相应的具体政策法规，为体医融合保驾护航。首先，完善相关法律法规体系建设。推动修订《中华人民共和国体育法》，以《中华人民共和国基本医疗卫生与健康促进法》为基准，加快相关法规文件立改废释，出台专门行政法规或条例对老年人体医融合促进健康服务内容进行细化和延伸，并辅之以相应的配套制度或措施予以保障政策真正落地，强化体医融合促进老年健康服务的制度导向，明确多元参与主体的责任和权利，对体医融合促进老年健康服务的战略规划、重要项目及关键目标赋予法律保障。其次，围绕《"健康中国2030"规划纲要》推出一系列关于体医融合促进老年健康服务的配套政策和细化方案。结合我国国情，由多个部门共同协商制定相关发展规划、实施意见等，综合谋划推动体医融合发展的长效措施，明确各部门的职责定位，划分权利与责任，协调各个系统、领域、部门的具体职责，把相关要素纳入统一的框架系统规划。最后，地方各级政府根据国家颁布的体医融合促进老年健康服务相关政策法规，依据地方特色因地制宜，有效盘活各地体医优质资源，制定各省市关于体医融合促进老年健康实施的发展规划、工作方案等制度文件，建立关于体医融合工作开展的绩效考核机制，确保政策的有效性，实现上通下达的有机衔接，细化制度落实步骤，提供制度的可操作性和支持度，实现制度约束力，使得各项工作落实到具体的基层社会自治主体。

---

① 国务院关于加快发展体育产业促进体育消费的若干意见[EB/OL].(2014-10-20)[2024-06-18].http://www.gov.cn/zhengce/content/2014-10/20/content_9152.htm.

二、政府统筹，强化跨部门协作

体医融合促进老年健康服务，是引导老年人形成体医融合促进自身健康的观念、习惯与爱好等行为模式的过程，是一项具有重大社会效益的重要工程，是健康中国建设的重要组成部分。因此，应该由政府主导，充分发挥市场机制作用，加快关键环节改革步伐，冲破思想观念束缚，破除利益固化藩篱，清除体制机制障碍，统筹社会各类资源，共同参与，逐步研究探索形成规范性组织管理模式。因此，政府主导是体医融合促进老年健康服务的关键性因素。但是，体医融合促进老年健康服务是一项崭新的系统工程，涉及众多领域、范围、主体及社会层级，必定会遇到一系列复杂的问题和难题，需要长期的坚持，付出艰苦的努力。这项社会事业，同时又是一项软实力的体现，其效果并不能立等见效，也很难在政绩方面及时凸显，评价难度较大，需要政府主导，全社会广泛参与，跨部门协作，引导、激励与监督各级部门共同推动体医融合促进老年健康服务的系统工程。

一是建立体医融合促进老年健康服务的多部门协同管理机制。体医融合促进老年健康服务，本质上是跨界下的资源整合，单独依赖某一主体或者机构的努力是微不足道的，需要所有涉及促进老年健康的部门和地方政府有效整合。第一，应当由政府部门主导，协调多个部门和各类资源，通过各个利益相关部门进行集中讨论研究，制定一系列规章制度，推动医疗卫生行业与体育行业的融合创新，破除部门合作之间的体制及管理障碍，构建覆盖门类齐全、广泛、结构合理、布局科学的组织管理体系，使得体医融合与老年协同治理的体制机制能长久高效地运转。第二，采取"政府主导＋社会参与＋市场导向"促进体医融合促进老年健康服务发展的运行方式，在充分发挥政府集中力量办大事的优越性基础上，通过加大财政投入、政策倾斜等"帮扶带动"手段，共同促进发展。搭建平台，促进多元管理主体之间的沟通协作，打破部门之间的壁垒，协调好各个部门的分工和权益分配，实现各部门之间的相互沟通协作，达到多元主体间相关资源和能力的社会效益最大化。第三，建立联席会议制度，充分协商共同解决跨部门、跨行业的壁垒问题，通过集中讨论、专项办理、现场办公、分工负责，为体医融合促进老年健康服务过程中遇到的各类问题提供解决方案。第四，建立工作台账，跟踪落实联席会议确定的事项，有效跟踪、督查、控制协同治理的有序推进。

二是明确多部门之间的职责分工。推动体医融合促进老年健康，需要划分不同组织部门的权利和责任，加强不同部门之间组织管理方面的多元沟通，完善各主体的权利和责任。首先，确定政府的主导责任。体医融合促进老年健康服务，需要政府主导整个工程，通过法律、法规、政令等工具，明晰不同参与者的权利，划定不同主体部门的责任以及责任边际，成立跨部门的领导机构，统筹推进整个工程的发展进步。同时，还应监督整个工程的相关部门各个环节，聚集体医融合促进老年健康的建设目标，监督各部门的职责任务落实情况，规范相应的监督审查程序，明确惩罚措施。其次，强化相关服务企业的市场责任。《"健康中国2030"规划纲要》明确提出，积极促进健康与健身休闲等产业融合，催生健康新产业、新业态、新模式，培育多元主体，引导社会力量参与健身休闲服务共享共建。最后，鼓励相关企业积极响应国家号召，充分挖掘制度红利，敏锐洞察体育健康和老年健康需求，通过市场正当竞争，优化体育健康和老年健康资源配置，为社会提供优质化的体育健康和老年健康服务。

三是建立合适的激励、监督与评价机制。当前体医融合促进老年健康服务发展缓慢的原因，一定程度上是因为缺乏必要的激励、监督与评价机制。灵活运用政策引导、资金支持、政绩考核及表彰奖励等治理工具，有利于推动体医融合促进老年健康服务的各项具体工作落实。激励机制的建立主要为体医融合促进老年健康服务的参与部门、组织、企业及个人提供一定的动力；监督与评价机制主要对体医融合促进老年健康服务的参与部门进行适当的约束，监督政策执行力度及资金的使用情况，同时对他们的工作进行科学评价。第一，制定体医融合促进老年健康协同治理的实施方案，明晰保障措施，协同不同部门之间的关系，构建严厉的督查制度，第二，完善制度执行失范的补救机制，切实把相关制度落到实处。完善财政资金的支撑机制，把"体医融合"促进老年健康服务的基础性设施建设纳入财政支持范畴，围绕体医融合促进老年健康服务工作的发展需要，有效发挥财政投入的引导性能力。第三，把体医融合促进老年健康服务的相关工作落实情况纳入政绩考核指标范畴，制定完善的考核指标体系，定期组织开展体医融合促进老年健康工作的专项考核。第四，创建相应的激励机制，鼓励、引导不同区域、不同部门、不同企业基于自身具体情况，充分发挥创造力和能动性，创新性地开展体医融合促进老年健康服务的实践形式。

三、优化资源共享机制

《"健康中国 2030"规划纲要》明确指出，共建共享是建设健康中国的基本路径。从供给侧和需求侧两端发力，统筹社会、行业和个人三个层面，形成维护和促进健康的强大合力。要促进全社会广泛参与，强化跨部门协作，深化军民融合发展，调动社会力量的积极性和创造性，加强环境治理，保障食品药品安全，预防和减少伤害，有效控制影响健康的生态和社会环境危险因素，形成多层次、多元化的社会共治格局。共建不仅仅是不同部门之间的简单结合，而是在融合的基础上进行信息、技术、人才等资源的整合、优化、共享，重新分配有效资源，提高资源的使用效率。

一是信息资源共享。体医融合促进老年健康服务，需要基于老年人的体育锻炼信息、体质监测信息、心肺功能信息、既往病史信息、生命体征、新陈代谢情况等多种基础信息进行综合分析与研判，制定科学的运动处方。首先，构建个人信息收集制度。建议以社区、村为单位完善老年人电子健康档案信息制度，依托社区记录的居民健康信息，由专门的社区卫生人员负责，多渠道定期收集更新老年人的家族病史、既往病史、身体状况、生活方式等基础信息，建立老年人身体健康信息库。其次，完善社区老年人的健身服务网络，并将相关信息提供给医疗系统，实现体育和医疗两个系统的资源共享和功能互补。在处方的实施中，还要观察运动处方和医学处方的相互影射与协同，进而微调相应的处方，优化医学处方和运动处方的协同效果。最后，基于老年人电子健康档案信息，进行统计学分析研究，深入挖掘其中的共性特点及个性特征，深入分析研究影响因素，重点关注体育行为信息、环境影响信息、医学预防信息对健康促进的相互作用，进一步优化完善运动处方。

二是技术资源共建。我国体育健身领域缺失充分考虑不同人群、不同身体状况、不同疾病状态等因素制定的科学健身及医务监督指南；医疗行业缺失体育活动的生命体征影响与运动处方干预，尤其是在疾病预防的阶段，缺失体育非医疗手段有效推广与应用。《"健康中国 2030"规划纲要》强调针对不同人群、不同环境、不同身体状况的人群，健全运动处方库；着重从技术融合层面达成体医融合的疾病预防与健康服务模式[1]。因此，

---

[1]　中共中央，国务院."健康中国 2030"规划纲要 [N]. 人民日报，2016-10-26 (01).

医疗卫生部门要积极接纳体育非健康干预技术手段，体育部门也要主动寻求与医疗技术合作的可能性，通过跨部门的合作，共同寻找体育技术与医疗技术共同促进老年健康的着手点，根据人群不同的身体健康状况及需求，制定并提供不同的科学健身指导、医务指南，共同参与老年人健康促进的全过程。另外，还要突破慢性病与亚健康治疗的传统模式，增强与体育非医疗技术互补设计与开发的动力，重视体育运动参与医疗服务的覆盖范围和全生命周期过程，实现疾病关口前移。

三是人才资源共享。人才资源是体医融合促进老年健康服务的关键和保障，当前我国对口专业人才比较缺乏，体医融合促进老年健康服务发展进步需要依靠现有的医疗专业人才和体育专业人才。而二者培养途径不同，对体医融合和老年健康的知识水平、出发点、角度和层次等有很大的差别，落脚点也不一样，很难朝着一个方向努力。因此，需要通过部门之间的融合共享，广泛宣传教育体医融合促进老年健身的理念观念，打破行业壁垒，逐步形成体医融合促进老年健康服务的专业化人才标准。合作开展人才培训，培养更多的专业技术人才，弥补人才的短缺。实践中可研究制定不同于传统医疗系统分级诊疗体系，根据老年人的健康状况、所患疾病种类、程度及不同阶段，医疗机构的医生、体育指导员、运动康复师、运动防护师等人员参与，共同制定医学处方和运动处方，实时监控运动强度、时间等要素对患者生命体征的影响与应急处理，对运动处方实施提供安全性保障。同时，构建不同诊疗级别的多层次、多领域的专家资源库与沟通平台，加强不同诊疗级别的医生、运动康复指导者的纵横向沟通，建立疾病预防、发生、治疗、康复等不同阶段体育与医疗干预的闭合回路。

第二节　建立社区（村）体医融合促进老年健康服务平台

社区（村）医疗卫生服务是老年人获取健康知识最直接的来源和途径，社区、乡村医疗机构是最适合开展体医融合老年健康促进的着力点。政府应加大对社区、乡村医疗卫生机构的支持力度，调动其参与积极性，加强社区医务人员相关运动知识的培训，加大社区老年健康服务所需基础设施的投入力度，保障老年人体医融合健康促进服务。社区、乡村医疗卫生机构应关注广泛的社区老年人的健身运动需求，提供普适化的运动处方，发挥社会体育指导员和体育社团在社区老年人群健康促进中的引领作用，服务老年人体育健身。

一、完善服务平台管理体系建设

一是搭建合理的服务管理组织。目前我国尚没有建立适合体医融合促进老年健康服务的管理体系。想要构建合理的、运行良好的城市社区体医融合促进老年健康服务运行机制，首先要厘清我国城市社区是如何管理、运行的。目前，我国城市社区的管理体制是以基层党组织和基层政府、群众性自治组织多元管理主体相统一，多元管理手段相结合的基层社会管理体制。街道办事处或社区行政事务管理中心是社区管理的主导力量，社区居委会、社区社会组织是社区管理主体①。因此，想要以上述社区管理体系为基点，建立社区体医融合促进老年健康服务体系的运行机制，应该将体育服务植入社区医疗卫生服务中心，通过构建一个"社区医疗、体育与健康指导中心"的全新体医融合社区服务机构，把多个相关部门的资源合为一体，便于统筹规划与管理。由地方政府牵头，地方卫生行政主管部门、体育行政主管部门和街道办事处等多部门联合主导，打破行业壁垒，在协同治理框架下，解放思想，探索成立"社区老年健康委员会"，统筹协调社区体医融合促进老年健康服务相关事宜②。社区老年健康委员会与卫生行政主管部门、体育行政主管部门建立协调机制决策社区开展体医融合健康促进服务，为社区体医融合健康促进工作开展提供政策支持；"社区老年健康委员会"直接管理社区卫生服务中心和社区居委会实施体医融合健康促进服务。由此，形成城市社区体医融合健康促进服务管理机制。

二是明确平台的功能定位。服务平台的作用主要包括：组织社区老年人开展体质监测，完善信息档案；建立适应老年人身心健康的运动处方库，实施健康干预；通过宣讲、教育培训、张贴宣传栏等手段，培养老年人体医融合健康观念；基于体医融合理念建设公共体育健身设施，提供老年人健身锻炼的物质保障。由政府统筹，畅通跨部门沟通渠道，协调各类资源，充分发挥各地区、社区的优势，基于体医融合理念，搭建老年健康

---

① 戚学森. 城市社区建设思路与方法 [M]. 北京：中国社会出版社，2009：210-211.
② 刘海平，汪洪波."大健康"视域下中国城市社区"体医融合"健康促进服务体系的构建 [J]. 首都体育学院报，2020（6）：492-498.

服务平台。平台以医疗机构和体育部门为主，基于社区（村）医疗卫生机构、体育锻炼场所，联合医院，针对老年人不同需求，实施分类管理。基于体医融合理念，聘请专业人员，同时加大社区卫生机构的全科医师和体育健身指导人员的引进和培养力度，开展临床医师运动处方培训班，积极完善社区体医融合人才队伍。完善保障制度，制定相应激励措施，保障社区服务平台工作人员的权益，落实相应激励措施，充分调动社区卫生机构的全科医师、体育健身指导人员、临床医生等开具运动处方及运动康复指导者进行康复指导的积极性。拓展医院康复科建设，在康复科设立运动康复小组，加大运动康复专业人才的引进力度和运动康复设施建设，在专业人员的指导和帮助下，协助病后恢复、具有基础病、慢性病等类型老年人开展体育锻炼，加强监护指导，实现健康关口前移。

三是充分利用"互联网+"技术手段。大数据、云计算、物联网、5G技术以及人工智能等高科技手段，为体医融合促进老年健康服务的进步发展提供了有利条件。依托物联网、大数据、云计算、人工智能等技术，以社会健身需求的各类人群为前端，以体育专家、医疗专家等构成的科学健身指导团队为服务后台，以"一对多"的健身指导模式，面向慢病人群、健身爱好者、亚健康人群提供科学健身指导服务。通过网络信息技术，各地市基于社区（村）建立"老年人健康档案平台"，实现社区老年人健康信息与医疗信息、医疗数据的互联互通，为社区体医融合服务提供支撑。开发构建网络"社区体医融合服务管理平台"，线下服务互联互通，具备线下服务的基本功能，如预约社区医疗卫生服务中心康复治疗、到社区运动场所进行体育锻炼等。同时又具备线下服务的优势，如医疗人员、健康服务人员可以远程提供健康服务，老年人在家也可以享受到科学的健身指导。开发智能设备，实时监测老年人的脉搏、血压、步数、体能消耗、心率、等数据，通过健康管理平台对老年人的健康信息、运动数据等进行整合，汇聚体育指导员、运动康复医生、营养师等医疗与体育方面的专家，提供远程科学医疗问诊以及线上个性化的健身指导。定期分析老年人身心健康数据与健身方式、时长、次数之间的关联，通过智能设备反馈至老年人，优化调整老年人健身方式的同时，也能充分激发他们健身的积极性。

二、基于服务平台，建立老年人体质健康监测系统

一是建立老年人体质信息库。伴随着经济发展和社会变迁，老年人口越

来越多，老年人身体健康状况也越来越复杂，原本的国民体质监测项目难以满足老年人身体健康需求，更不能满足体医融合促进老年健康的服务的需求。因此，要依靠街道（镇）、社区（村）医疗机构，加强摸排和信息登记，按照"一户一档"或"一人一档"要求，建立属地老年人的体质信息库。定时安排属地老年人进行体质监测，根据健康需求，及时补充完善监测项目，并补充更新信息。不断完善和改进数据处理方式，为老年人提供更加个性化的服务，以便医生或者健身指导员能够在第一时间更加准确掌握老年人的身体状况，为下一步的健康服务做好充足的准备。同时政府要增加投资，吸纳社会的资金，更新完善体质健康监测设备，更新监测设备和系统，引进新的科学技术，比如血管测试仪、血糖检测仪、心脏测试仪等，提升工作效率的同时，提高信息的准确度和科学性，更好地为体医融合促进老年健康服务。在老年人体质监测过程中要发挥体育与医疗的诊断作用，在场医生和健康服务人员要运用监测数据为老年人提供更加优质的健康服务。

二是创新性地增加体质监测项目。充分了解老年人身心特点，改进体质监测形式和内容，完善信息库，比如增加对慢性病的筛查和监测。将老年人血压状况、血糖检测、心功能等信息纳入国民体质监测中，记录是否患有老年人常患的慢性病及其他基础病。按照健康、患病和高危三种人群对信息库进行分类管理，便于个人、家属或医务人员、健康服务人员及时查阅或做出初步结论和建议。传统的体质监测的形式多是抽样检查的形式，而且多是一年一次，频率较低，目前体质监测项目大多是针对全体人员设置，没有充分考虑老年人的身心特点。

三是构建信息库应用体系。建立老年人体质信息库的目的和意义，是为促进老年人健康服务。目前我国县区一级初步建立了老年人体质监测中心，但由于缺乏相应的体质机制和资金支持，受制于场地、人员等因素，老年人体质监测结果的应用还处于空白期，导致大多数地区、政府、社会、老年人等没有充分认识体医融合对老年人健康的积极推动作用。因此，要加强老年人体质监测信息库的大数据应用体系建设，推进基于属地老年人体质健康信息平台的大数据开放共享与应用，推进大数据在体育部门、卫生健康部门、老年人服务机构之间的共享共建。由政府牵头，研究制定大数据应用方案，明确相关部门责任，细化落实措施任务，全面深化国民体质健康大数据在政府决策、临床和科研、老年健身等领域的应用，培育国民体质健康大数据应用新业态。联合多个部门，整合资源，研究制定切实可行的措施，确保采集数据的真实度，并及时更新。加强对开展或实施体质监测的管理部门和工作人员思想上的教育，深化国民体质监测的重要性，通过第三方抽查，对各地反馈的体质监测数据进行复核，以最大限度保障体质监测数据的真实性。同时，在加快我国运动处方库建设的基础上，各省市应根据自身区域发展水平、老年人生活习惯、老年人体质监测数据反馈等集中行业领域专家学者，建立适应老年人健康需求、具有精细化管理特点的老年人运动处方库。

四是打通体医融合信息沟通渠道。体测数据与体检数据之间关联不强以及社区医生与体育指导员之间信息不畅等问题，削弱了体育与医疗对社区居民的健康促进作用。因此，信息资源的共享毫无疑问是不同行业之间进行融合协同发展的关键。因此，应该健全信息沟通制度，借助信息平台，遵循决策、管理、结果公开的原则，加强部门之间的沟通和交流，推进相关政策制定和落实。同时实现社区体育部门与医疗部门之间的信息共享，从而打破原有的制度、技术、人员以及设备等一单位一路数的格局，使得社区体医融合的发展能够更加顺畅地开展。通过体检与体测相结合，鉴定社区居民身体健康状况，从而针对不同健康程度的居民采取不同的治疗干预手段，这样可以使居民在进行体育锻炼时不仅有专业的指导，而且还有医护人员进行身体状况的把控，避免造成不必要的损伤。社区居民患病时，可以在该机构治疗的同时进行适度的体育锻炼来进行辅助治疗。当居民出现身体不适时，可以由体育与医疗卫生部门综合做出客观评价，判断是否可以通过体育锻炼康复，从而避免无必要的过度治疗。

五是合理进行评估。老年人的健康状况变化较大，而且在体育锻炼中容易发生很多突发情况。因而，需要对老年群体建立实时信息监控与沟通系统，积极进行老年人群体育锻炼与医学治疗健康状况评估。老年人的家庭成员或监护人，体育与医务工作者，以及社区人员，可以根据服务平台信息，实时跟踪、及时掌握老年人的健康状况，针对现阶段的实际情况进行综合分析，及时与老年人、家属进行沟通，对现有的数据信息进行判断，及时调整运动方案。充分利用信息平台做好各项控制，实现整体的监测与跟踪，明确老年群体的健康状况，引导其开展科学的锻炼，以提升自身的健康水平。参与健康促进的各方主体，要及时沟通交流专业判断信息，做出及时的风险评估，提高有效应对和防范老年人健康风险的保险产品服务，并制定和完善在不同情况下的应对方案。

三、完善服务平台资金保障

加大社区体医健康服务模式的优质资源供养。稳定且持久有效的资源供养是社区体医健康服务模式赖以生存和提供优质服务的重要保障。针对我国社区体医健康服务模式发展过程中"少资金、无场地、无设备"的资源困境，应从以下几个方面加以完善。

一是加大政府资金投入。基于健康中国理念建立的体医融合促进老年健康服务体系，目标人群是大多数老年人，这就意味着整个项目具有一定的公益性。如果是基本经济效益的项目，注定受益人群有限，这样就达不到大多数老年人受益的目的。能够满足体医融合促进老年健康需求的健身设施与普通体育健身设施功能有所不同，需要完善体医融合促进老年健康健身设施建设，增加健身设备种类，优化设施的针对性，这是实现体医融合理念促进老年健康的前提和保障。针对老年人不同的健身需求，在布局体育健身设施时，要增加具有康复功能的设备。因此，各级政府应加强在社区体医健康服务中的主导作用，加大对社区体医健康服务的财政投入补偿力度，将社区体医健康服务纳入各级政府财政预算科目，并根据各级政府财政增长情况建立动态增长机制，增设由公共财政预算资金和体育彩票公益金组成的社区体医健康服务专项发展基金。

二是支持和鼓励社会投融资渠道。只依靠政府财政力量扶持，会使政府财政负担过大，难以负担项目的建立和运营，同时也在一定程度上阻碍了社会体育与医疗卫生服务机构的积极性。因此，社区体医融合的开展，既需要由政府提供资金和政策的保障，也需要鼓励社会力量提供资金、设备配套和人员作为保障。充分发挥市场配置体医资源的决定性作用，政府通过购买服务、项目合作、税收减免、补助贴息等方式支持和鼓励各类社会力量投资社区体医健康服务建设，可以从根本上解决社区体医健康服务模式社会资本难进驻的问题。以社区卫生服务中心为载体，统筹完善社区体医健康服务机构的设置布局和服务网点建设，按需按标配齐基本的体医服务设施设备，加强社区医疗卫生服务设施与社区体育设施的功能衔接，推动各级各类公共体育设施和学校体育设施免费错时开放，进而提高社区体医健康服务供给的可及性。

三是加大科研资金投入。例如，大连市与高校、企业联合开展国民体质监测指标与运动处方库项目建设，构建体质监测、体质评估、运动处方

"三位一体"的健康服务体系。建成体质监测云端数据平台，推进体质监测数据规范化、标准化，提高数据采集质量和效率，可以及时掌握全市国民体质现状和变化规律。大连市在市民健身中心、市游泳馆等公共场所推广配置国民体质监测一体机，增加人体成分、血压心率等健康检测指标，方便健身者自助检测，获取健身指导建议。同时，大连市依托高校，组建由大数据、运动生物力学、康复医学、体质健康促进等领域专家组成的研发团队共同建立运动处方库，为运动处方系统化推广应用奠定基础。

第三节　加强人才培养，建立专业性服务队伍

《"健康中国 2030"规划纲要》要求，培养健康教育师资力量，将健康教育作为体育教师职前教育和职后培训的重要内容①。《关于促进健康服务业发展的若干意见》中明确指出，指引相关高校合理确定健康相关专业人才培养规模，进一步规范并加快培养康复治疗师、健康管理师、健身教练等从业人员，培养具备体育、医学、营养、健康教育等理论及技能储备的复合型人才②。因此，加大培养体医融合促进老年健康的复合型专业人才是推动体医融合促进老年健康领域发展的重要保障，通过发挥学校人才培养优势、组织社会人员开展在职培训等形式，提升医疗人员、社区卫生服务中心工作人员、运动健康指导人才等人员采用体育技能与医疗技术进行健康干预的能力。

一、依托在校教育培养体医融合复合型人才

一是构建体医融合促进老年健康学科体系。体医融合是一个新兴学科，相关问题还没有形成普遍性的共识，国内目前的研究还只是处于个别院校、科研院所的研究探索阶段，多是在医疗机构开展运动干预的探索，或是在体育机构加上医疗的因素，把体医融合作为一个单独系统，深入剖析基本概念、实施手段、对人体健康的影响等，还没有形成系统性、整体性的知识体系。而且老年人又是一个特殊群体，身体基本机能不断变弱，

---

① 中共中央，国务院."健康中国 2030"规划纲要［N］.人民日报，2016-10-26（01）.

② 国务院关于促进健康服务业发展的若干意见［EB/OL］.（2023-10-14）［2024-06-18］. http://www.gov.cn/zwgk/2013-10/14/content_2506399.htm.

具有慢性病、基础性疾病的比重又较高。实施体医融合促进老年健康服务项目是一个难上加难的事情，因此，体育类、医学类以及综合类高等院校、科研院所要加大研究力度，科学回答体医融合促进老年健康领域相关问题，构建科学的理论体系，基于科学的理念，形成合理的体医融合促进老年健康学科体系。高校要改革人才培养目标，明确修业年限、课程设置、教学要求、教学时数、开课时间、理论与实践教学比例，考试、考查、选修科目，毕业实习科目及毕业实习时间等，把体医复合型人才培养纳入学科建设计划。

二是编制体医融合促进老年健康专业化教材。体医融合复合型人才的培养是一个系统工程，需要根据一定的教育目标、培养方向，制订相应的人才培养方案，并通过具体的课程设置，有计划、分步骤地进行人才培养。要完成人才培养目标，就要求有一套与人才培养方案相适宜的教材。教材对于提高教学质量、稳定教学秩序、实现高等教育人才培养目标起着重要的作用，教材内容的思想性、科学性、系统性和适应性在人才培养中起着导向作用，教材应服从人才培养需要。高校是培养体医融合复合型人才的主要场所，而培养人才则是通过教育来实施，这个实施教育过程是通过教师、教材和教学设备来实现的。教育离不开教材，同时，教材也离不开人才培养、教育事业的发展，教材建设要服从于人才培养、教育事业的发展。

三是扩大招生规模。培养体医融合相关专业人才，就要充分发挥高校资源优势。教育部门要督促高校完善体医融合联合培养机制建设，建立体医融合学科，制定硬性培养目标，并且留有空间和余地，充分发挥各自的优势，在培养学生上发挥各自所长。医学院校和体育院校应在现有培养体系基础上，在做好自己擅长的方面的同时，加强联合培养，互培互认，学生在校期间的专业课要尽可能涵盖体和医两端，以夯实知识结构，增大健康治疗视野。目前，体育类院校与医学类院校都有开设与体医融合相关的专业，如运动康复学、运动人体科学、健康管理学、慢性病防治学等。体医院校联合培养过程中，医学类院校学生到体育院校进行训练实践，对身体锻炼做到"知行合一"；体育院校学生去医学院校学习医疗卫生知识，并接触学习医疗领域实践。医学院学生应学习运动训练基础，进行运动技能实践；体育院校学生应学习医疗卫生知识，相互培训，才能让体和医相互认可。培养的人才应得到足够的实践机会，进社区、去医院，在社会人员的引导下尽早适应社会实践，成为合格的体医融合专业人才。

二、完善社会体医融合人才教育体系

一是开展继续教育。高校应充分利用现有的体育、医疗专业人才资源，分类进行培养教育，促进体育与医疗知识与技能融合。对体育专业人员、社区体育指导员，开展医学基本知识技能培训，比如人体的基本结构、老年人的身心特点等，提高科学化健身指导能力，优化体育人员的知识结构。例如：2017 年，国家体育总局运动医学研究所在石家庄市举行体医融合系列培训会，围绕体医融合与运动健身指导、运动是良医及全民健身生活方式等社会热点话题，展开"运动健康促进"的相关技能培训。对医生、社区卫生机构服务人员开展运动相关专业知识的培训，增加其指导运动技能的知识结构，提高临床医生开设运动处方的能力，并能进行基本的体育锻炼指导[①]。例如，在国家体育总局的指导下，由国家体育总局体育科学研究所、中国体育科学学会主办，香港赛马会资助的"香港赛马会助力运动处方师培训班"已经启动，该班通过系统培训，提升了家庭医生、全科医生和社区医生为人民群众开具个性化的运动处方的技能[②]。

二是建立培训基地。政府应加大财力和政策支持，建立科学的培训基地，增加服务人员的实践锻炼，加强服务患有慢性病、基础性疾病以及应急处理的能力。基于培训基地的信息数据，探索建立示范点，不断试错，进一步优化整体设计，完善相关体系机制建设，形成可推广、可复制、科学性强的建设经验，提升健身效果的同时，大幅节省建设经费。支持引领相关人员进行科学研究，不断提升专业能力，通过基地建设，不断地向社会输送后备人才，促使各部门增设相应岗位，健全人才激励机制，增加福利，不断引进人才、留住人才。

三是建立研究试点。政府牵头，联系高校、科研院所，打造优质的研究试点，开展体医融合促进老年健康试点研究。支撑、鼓励医疗保健、体育健身机构，在符合政策规定的前提下，结合现有的数据，组织人员进行统计分析，寻找老年健康的共性因素和个性特征，推进医疗保健机构发

---

① 华奥星空网. 运动促进健康："体医融合培训班"在石家庄成功举办[EB/OL].(2017-06-21)[2024-06-18].https://www.sohu.com/a/150798744_505663.

② 香港赛马会助力运动处方师上海培训班开班[EB/OL].(2020-11-30)[2024-06-18].https://www.workercn.cn/34061/202011/30/201130155527793.shtml.

展，充分发挥自身优势，为各项工作的开展提供良好的支撑，满足现阶段的发展需求。例如，有的地方积极探索建立体育医学科研中心，整合当地科研资源，创新体医融合促进老年健康领域工作内容和方法，组织相关部门设立科研项目，给予良好的资金支持，充分激发社会相关机构的动力和积极性，大力推进体医融合促进老年健康发展。与此同时，积极进行合理的科研项目优化，打造各项团队，如医学、体育、护理等，实现全面的优化，大力培养综合型人才，满足现阶段的发展需求。

三、完善就业保障机制

当前我国体医融合促进老年健康产业发展不成熟，人才稀缺。为解决目前人才短缺的现状，可优化岗位设置，提供就业保障，解决人才培养的后顾之忧。同时，建立相应的激励措施，鼓励吸引更多人投身老年健康服务事业。

一是增加岗位设置。培养体医融合促进老年健康领域专业人才的一项重要举措便是解决毕业生的就业问题，破除行业壁垒，增加社区就业的岗位。正式的工作岗位是专业人才经济保障的基础，想要留住人才，设置相关岗位必不可少。岗位设置本身就是对社会的一种引导和宣传，吸引相关人员投身老年健康服务行业的同时，也能吸引老年人、家属、社会资源更加关注、参与这项事业。在健康中国背景下，社区逐渐成为体医融合人才培养的主要服务机构，应该统筹相关部门，推进各个地方社区增设相关岗位，保证其相关待遇和明确必要的工作条件和要求，以便吸引更多的体医融合人才到基层社区服务全民健康。政府应引导医疗机构、健身场所、社区卫生服务中心等部门在岗位设置过程中，开设不同的科室门诊，如建立运动健康科室、康复治疗门诊、健康养老科室等，通过细分项目种类，促使老年人能根据自身状况选择相应服务，满足其自身所需的同时，便于专业人才能进行有序分工和分层管理。

二是提高工作人员待遇。通过提升薪酬福利等手段吸引更多优秀体医复合型人才进入基层社区开展工作，同时可以与城市三甲医院进行合作，定期选派医院的优秀医生和运动康复专家进驻社区医疗卫生服务中心开展体医融合服务。还需要提高体医融合复合型人才的薪酬待遇，鼓励和引导更多的体医相关类毕业生深入社区工作。提高社区卫生工作人员待遇，留住更多高级的体医融合复合型人才到社区去工作和服务，使体医融合服务模式可以推广到基层。

三是构建专业人才认证和评价体系。专业认证是提供一种为同行所认可的资质认定的证明，代表着行业的基本行为规范，进入行业的门槛以及对应的知识能力技术水平，在规范从业人员基本行为能力的同时，也提供一个能力证明。专业认证对体医融合的教育质量进行评价，引导并促进高校学科专业的教学改革、建设与管理，促使专业不断提高教育质量。大多数发达国家都建立健全了完整和专业的运动健康从业人员培养和评价体系，为体医融合实际工作的开展提供了人才保障。美国运动医学会设立了认证运动生理学家（certified exercise physiologist，EP）和认证临床运动生理学家（certified clinical exercise physiologist，CEP）。CEP 要求从业人员拥有运动科学本科以上学历且具备 1 200 小时的临床经验，或硕士以上学历且具备 600 小时的临床经验，更加安全且有效地为不同程度的慢性疾病患者提供科学运动的指导和监督。EP 只需能够完成身体评估、解释评估结果和制定个性化运动方案即可，这样便可满足体医融合实践工作中的大量人才缺口[1]。我国应借鉴国外经验，充分考虑国内行业特点和需求，由官方机构牵头，制定人才认证和评价体系，在规范市场运营管理的同时，为老年人提供更加优质、科学、规范的健康服务。

第四节　加强宣传教育，帮助老年人树立科学的健身理念

加强宣传教育，帮助老年人树立科学的健身理念，是改善老年人健康生活方式的重要举措。首先，宣传教育应注重科学性，确保所传递的健身知识和方法符合老年人的生理特点和健康需求。其次，宣传教育应注重普及性，通过多种渠道和方式，将健身理念传递给广大老年人群体。最后，宣传教育还应注重实践性，鼓励老年人将所学到的健身知识和方法应用到日常生活中，形成良好的健身习惯。通过加强宣传教育，帮助老年人树立科学的健身理念，可以促进老年人健康生活方式的形成，提高老年人的生活质量。在当前社会背景下，随着人口老龄化的加剧，老年人的健康问题日益受到关注。健康的生活方式对于老年人的身体健康和心理健康至关重

---

① 倪国新，邓晓琴，徐玥，等. 体医融合的历史推进与发展路径研究 [J]. 北京体育大学学报，2020，43（12）：22-34.

要。然而，由于老年人群体在生理和心理上存在特殊性，他们在健身方面往往缺乏科学的知识和方法。因此，加强宣传教育，帮助老年人树立科学的健身理念，对于推动老年人健康生活方式的形成具有重要意义。

一、培养老年人体医融合健康理念

一是教育引导老年人认识体医融合的健康理念。伴随着我国老龄化社会的到来与疾病谱系的变化，体育在疾病预防、治疗及康复中的功能日趋凸显，发挥体育的健康促进功能成为健康中国建设的不可缺失的关键手段。但大部分老年人受传统教育和社会观念的影响，其健康观念仍停留在"有病治病"的阶段，尚未认识到体育锻炼对疾病预防的重要性。大多数老年人具有一定的基础性疾病，以往医嘱多是要谨慎进行体育锻炼，再加上对体育锻炼促进身体健康的认识不足，必定会对体育锻炼促进健康的安全性、科学性和合理性产生怀疑，甚至产生抵触情绪。因此，要逐步打破体医融合在意识层面的障碍，为体医融合的发展提供强大的思想保证、精神动力。要通过宣传教育，在老年人群中普及体医融合科学知识，帮助老年人逐步树立科学的健身理念，减轻参与体育锻炼的畏惧情绪。

二是帮助老年人形成以体育锻炼为主的健康促进方式。我国老年人慢性病的患病率呈现上升趋势，而50%以上的慢病是可以通过行为方式的改变而改善的。传统的医学手段只能通过长期服用药物的手段，减轻或减缓病情，不仅不能够实现健康治理问题的解决，长期服药还会引起一定的副作用。因此，要引导老年人实现从治理重点落实到人的行为治理的转变，也就是要从生物医学模式转向社会生物医学模式，让运动成为老年人生活方式改变的强有力手段，逐步形成以体育为主进行全覆盖的健康治理方案。

三是形成科学运动行为。体育锻炼是一种具有一定风险的行为，过度的锻炼、不适合的锻炼姿势、不科学的锻炼行为，会导致身体的损伤。老年人身体机能较弱，传统的体育运动会加快人体血液循环，一定程度上会加重身体各个器官的负担，对大多数老年人而言，不仅达不到促进健康的效果，还会导致某些病情的加重。因此，对于科学合理运动，"风险防控"的理念必不可少，建立科学运动的服务体系就是要通过科学的运动行为，帮助老年人减少运动所带来的运动致损性风险、运动致病性风险、运动致命性风险的发生概率，教育老年人提高对于运动风险的认知，以健康为目的进行科学有效的运动，积极引导老年人培养科学运动方式。

二、丰富宣传方式提升效果

一是建立社区体医融合知识普及体系。社区是老年人获取健康思想信息的主要阵营。应该在社区建立专门的科普宣传团队，宣传以健康为目的的与运动指导相关的知识和技能，服务站、社区宣传栏等刊登科学健身、健康知识海报，定期更新。地方政府牵头，制定在老年人群中普及体医融合知识的具体措施，把软要求变成硬任务，明确社区开设健康教育、慢病管理等体医融合知识讲座的任务。制定奖励措施，激励相关专家学者定期去社区开展知识宣传，并为老年人发放图文并茂、通俗易懂的运动处方指导手册。各级医疗及体育部门根据自身特色设置健康知识科普专栏，可通过知识讲座、健康咨询、健康科普平台、发放宣传手册等途径为老年人提供各种健康知识服务。动员社会力量进行健康知识的普及，鼓励各种医学及体育学会或协会积极参与社区知识普及平台活动，组织专家进行科普活动，社区及企事业单位要结合老年人的健康问题，组织健康讲座等活动。

二是丰富宣传内容。在完成传统的体医融合相关政策法规信息、场地设施开放信息、体育赛事活动信息等基本信息的宣传推送上，规范体育消费收费标准，根据提供的服务质量和种类，制定相应的消费指南，积极引导老年人根据自己的需求进行适当的消费指引，树立体育消费意识。根据运动相关的技能、体能、营养、安全、预防、康复、治疗等知识，分类编制各种"运动小贴士"，通过线上为主、线下为辅的方式，为老年人提供便捷的获取信息方式，提高老年人的体育意识，积极引导老年人形成良好的健身习惯，从而促进老年体育的发展。

三是创新宣传方式。充分发挥传统媒体宣传优势，依托现有面向老年人群的体育锻炼、医疗养生专题电视节目、微信自媒体、书报刊物、公交移动电视等载体，拓展宣传内容，对医体服务内容进行推广宣传，同时，与线下卫计委、体育局、大型医院和社区医院的体医融合健康服务网络相融合，实现系统化联动策略。鼓励电视台和广播电台开办优质的健康科普节目、扶持报刊推出有关体医融合知识的健康专栏等，提高老年人对体育锻炼的关注度。开发运用新媒体渠道，如 App、公众号、小程序等平台发布体医融合健康资讯，依托互联网、大数据等信息技术，充分运用体育部门官网、公众号等信息平台以及电视、报纸等媒体资源，积极传播科学健身知识和技能。此外，还可以邀请网红教练、健身达人等公众人物，通过开直播、发视频等形式带动全民科学健身，打造多形式的"互联网+体医融合健康知识普及平台"，在社区形成良好健康氛围，使体医融合健康促进理念深入人心。广泛运用微信、微博、移动客户端等时尚媒介，以视频课程和图文解说两种形式传播推广，通过"线上+线下"的宣传形式，实现传统媒体与新媒体联合实时发布。例如，2018 年 8 月，国家体育总局发布"科学健身 18 法"首次尝试与国内知名线上健身课程学习平台 keep 合作，传播效果非常显著①。

第五节　整合社会资源，助推老年健康服务发展

整合社会资源，助推老年健康服务发展，是应对人口老龄化挑战、提升老年人生活质量的重要策略。这一策略的实施，需要政府、社会组织、企业和个人等多方共同参与，形成合力，为老年人提供全方位、多层次的健康服务。政府应发挥主导作用，制定和完善老年健康服务的政策和法规，为老年健康服务的发展提供制度保障。政府还应加大对老年健康服务的投入，提高老年健康服务的质量和覆盖面。同时，政府还应加强对老年健康服务的监管，确保老年健康服务的安全性和有效性。社会组织应积极参与老年健康服务的发展，发挥其在社区服务、志愿服务等方面的优势，为老年人提供更加贴近生活的健康服务。社会组织可以通过开展健康讲座、健康咨询、健康活动等方式，提高老年人的健康意识和自我保健能力。企业应关注老年健康服务市场，开发适合老年人的健康产品和服务，满足老年人的健康需求。企业可以通过技术创新，开发更加智能化、便捷化的健康产品，提高老年人的生活质量。同时，企业还可以通过社会责任活动，为老年人提供更多的健康服务。个人应树立健康意识，积极参与健康活动，提高自身的健康水平。老年人应树立积极的生活态度，保持良好的生活习惯，定期进行健康检查，及时发现和治疗疾病。同时，老年人还应积极参与社区活动，增强社交互动，提高生活质量。综上所述，整合社会资源，助推老年健康服务发展，需要政府、社会组织、企业和个人等多

---

① 国家体育总局发布"科学健身 18 法"［EB/OL］.（2018－08－07）［2024－06－18］.http://www.gov.cn/xinwen/2018-08/07/content_5312332. htm.

方共同参与，形成合力。通过多方合作，可以为老年人提供更加全面、优质的健康服务，提升老年人的生活质量，促进社会的和谐发展。

一、构建体医融合实体产业体系

体医融合促进老年健康服务是一个新兴行业，市场缺口较大，体医健康服务相关行业要及时把握实施健康中国建设的这个重大机遇，充分迎合市场需求，享受政策优惠，对现有的医疗、体育、健康相关产业进行转型升级，提供符合老年人体医融合需求的、更优质的健康产品及健康服务。如在公立医院根据老年人现代化健康服务需求，推出健康门诊，发展基于互联网的健康服务及个性化健康管理服务，打造互联互通的信息沟通渠道，对接社区老年人健康、体质信息档案，开具科学的健身处方，同时对私立医院加以技术支持和政策引导，实行转型升级，优化健康服务。体育产业可打造老年人专用健身场所，积极发展健身休闲运动产业，打造健身休闲综合服务体。

一是在医疗机构设立健身门诊。体医融合促进老年健康服务行业，要想实现快速发展，短期内满足老年人健身促进健康需求，就要充分依靠现有的医疗、体育产业，进行优化升级，而在医疗机构成立健身门诊就是一个比较简单方便可操作性高的方法。目前，全国各地均开设有科学健身指导门诊、运动处方门诊、运动康复门诊及运动健康指导门诊等，在门诊的设立、运营及作用上都取得了一定的成效，但在推广普及、信息畅通上还存在较大的发展空间。各地应通过宣传引导，促使症状轻微、慢性病、亚健康状态老年人在健身门诊就诊，医生通过一整套的诊断手段、辅助检查，获取患者的身体信息数据，结合健康服务平台的基础信息，开具合适的运动处方进行健康干预。并在健康服务平台进行登记，根据平台记录的患者基本信息，反馈至患者所在社区健康服务平台，提醒社区医疗卫生机构医生、体育指导员等对该老年人进行健身指导，对健身数据进行收集、整理、汇总，定期进行健康监测，根据身体数据的变化，调整运动处方，优化健身效果。对症状较急或病情较重或病情不确定的患者，先将患者收入住院，采用传统医疗技术进行健康干预，尽快控制病情进展，待病情稳定后，根据患者身体状况开具运动处方，加速患者恢复速度，提升恢复效果，从而提升老年人生活质量。

二是建设科学的运动处方库。随着体医融合促进老年健康的不断普及，老年人的健康观念逐步转变，越来越多的老年人开始通过参与体育活动来达到增强自身体质的目的，老年人对科学的健身知识、健身方法以及个性化的健身指导的需求越来越大，因此，相关单位要提高运动处方的科学化、规范化和个性化，以满足老年人的健身需求。健康中国战略对运动处方工作提出了明确的要求，即要建立不同人群的运动处方库。当前我国社区老年人大多是根据社会体育指导员的建议或是从网络、电视访谈节目获取的健身方法，进行体育锻炼，实施健康干预，但社会体育指导员难以满足所有老年人的健身需求，并且提供的健身方案也没有充分考虑老年人的身体素质、生活习惯、健康状态、生活水平等因素，很大程度上达不到通过健身促进健康的目的。科学运动处方库的建立，满足了老年人科学健身和"治未病"的需求，能够为老年人的运动提供精准的指导，减少运动损伤的发生，防控运动风险，实现增强体质、预防疾病、病后康复的目的。相关单位应充分考虑服务对象的身体状态和疾病发展进程影响因素特点，分门别类地针对不同人群，如慢性病人群、基础性疾病人群、病后恢复人群等建立科学的运动处方库，将运动处方落到实处，这是推动"体医融合"发展的重要举措，对提高社区居民体质健康水平和慢性病防控具有重要的现实意义。

三是成立体医融合研究中心。近几年，我国体医融合产业大力发展，国内初步建立运动处方库，实现了从无到有的突破。但目前我国建立的运动处方库多是借鉴国外的研究成果，缺少综合考量中国人身体素质、健康状况、生活习惯等基本因素进行实验论证研究形成的运动医学研究成果。老年人身体健康比较复杂，个体差异较大，而目前的运动处方库服务对象单一，覆盖面也比较窄，现有的运动处方不能满足老年人的健身需求。因此，需要汇集体医融合、老年健康、老年健身相关领域专家学者，运用多种研究办法，进行深入的讨论分析，再经过科学的实践验证，形成科学、有效的运动处方。此外，对于体育科研人员来说，一线的临床数据很难获得，而对于医学科研人员来说，体育又是一个"偏门"甚至被冷落的研究方向。政府部门应支持鼓励建立体医融合科研中心，打破医疗卫生行业和体育行业之间的壁垒，推动医疗卫生专业技术人员和体育工作者合作开展体医融合的探索和科学研究。政府部门还应集中科研力量，设立专项攻关课题，给予经费支撑，优化整合现有资源，撮合多方合作，共同推进体医融合研究，为促进体医融合事业发展作出贡献。

二、完善志愿服务资源

我国的体育和卫生等非营利组织在志愿服务、健康宣传等方面发挥着巨大的、不可替代的作用。体医融合要求有这样的组织围绕着运动健康来进行相关服务的供给。尤其是在体育领域，社会志愿组织要紧紧以运动的有效性、安全性、自觉性来展开活动，特别是运动的安全性，这就要考虑到社会体育指导员的作用。

一是完善志愿服务制度化。政府牵头，完善体医融合促进老年健康志愿服务激励保障机制，充分发挥现有志愿服务运行模式优势，完善志愿者星级认定制度、激励奖励制度和服务反馈机制；完善志愿服务信息系统建设，积极鼓励体医融合促进老年健康相关专业人员在平台进行信息登记注册，提高志愿的服务效能；建立志愿服务信息报告制度和监督制度，完善志愿服务活动监管；成立志愿服务基金会，由财政提供启动资金并逐年适当增加；以社会募资为主，建立多元化募集资金机制，资金募集和使用情况对社会公布，确保资金用在需要的地方，切实达到预期的目的和效果。

二是加强志愿服务专业化。体医融合促进老年健康是一个新型行业，具有一定的专业性和技术性，再加上老年人的健康本身就是一个复杂的问题，对服务人员具有较高的知识技术要求。因此，需要建设专业化培训平台，对志愿服务人员开展技能培训，积极开展各类志愿者培训活动；优化志愿者培训机制，切实提升志愿服务专业化水平；健全培训工作体系，构建覆盖多领域的专业化志愿服务工作体系。

三是壮大志愿服务队伍。鼓励体医融合相关专业在校大学生利用寒暑假和平时空余时间参与志愿服务，补充进志愿服务队伍，在为老年人提供健康服务的同时，通过开展实践锻炼，使专业技能得到锻炼和熟练同时，鼓励体医融合相关专业在校大学生深化对专业知识的认识和理解，进一步提升专业知识能力和水平，充分挖掘辖区人才资源，通过丰富志愿服务项目、建立积分奖励机制等，吸纳党员等人员加入志愿者队伍，

四是推动"体医融合"促进老年健康服务项目发展。体医融合促进老年健康的服务对象是老年人，应该吸纳专业特长突出、身体条件较好的离退休人员参与到志愿服务行动中，增加项目的普及度和说服力，使项目的推进发展更加顺利。

三、鼓励发展健身康养产业

2017 年，国家体育总局与国家卫计委召开体医融合工作座谈会，明确提出"要共同发展健身康复产业，体育、养老、医疗等产业深度融合，在带动经济增长的同时，更好服务群众生活"的要求。

一是建立激励机制。鼓励健身康养产业发展，首先要完善体医结合促进老年健康产业的政策环境。充分考虑不同政府部门在体医融合协同治理中的责任分担，运用法律、政令等政策手段，通过加大资金支持力度、减免税收等优惠政策，倡导部门内部为体医融合提供广阔的协同治理领域。进一步引导和培育现有社会组织的实体化运作，承担政府公共服务，通过官方媒体宣传报道科学健身指导、医疗健康服务、健康技能人才培训与认证等领域的专业机构，提高专业权威，扩大社会影响能力。通过简化社会组织登记程序等方式，提高老年健康相关社会组织注册的积极性，充分利用社会捐赠、体育彩票公益金等，为新注册的社会组织提高前期资金保障。通过增加其社会公益化、规模化及品牌化，强化服务意识，最大限度提高体育、医疗协同治理的互惠关联度。制定专门的实施办法，鼓励公立体育医院（运动康复机构）进行升级提升，竞技体育服务为主，转向兼顾竞技体育和全民健身，以充分发挥该类机构的技术优势。通过政策引导，优化多元参与举办"体医结合"机构的格局，为市场开发凝聚各方力量。

二是支持社会力量创办康养机构。2016 年，国务院印发并实施的《"健康中国 2030"规划纲要》明确提出，积极促进健康与健身休闲等产业融合，催生健康新产业、新业态、新模式，培育多元主体，引导社会力量参与健身休闲服务共享共建。支持社会力量提供体医融合和非医疗健康干预服务，是深化体医融合、改善老年人体质、提升老年人健康素质的必然要求，也是繁荣壮大健康产业、释放内需潜力、推动经济转型升级的重要举措。对民办企业单位—医养结合机构，私营企业—养老服务中心、体育运动中心，还有社会团体性质的协会组织、基金会等相关社会组织资源，提供相应的技术支持，帮助建设规范化的科学体医融合健身场所，协助完成相关人才队伍组建，对接官方专业机构资源，提升科学化、规范化水平。如鼓励体育运动中心或养老机构与二甲医院合作建立体育医院、体医联合中心。

三是大力扶持研究创新。我国老年人口越来越多，依靠现有数据分析，老年人日常健身锻炼的需求越来越高，大多数老年人投资身体健康的消费比重也有所提升，但目前针对老年人的健身场所几乎没有，市场健康服务的缺口越来越大，因此，老年健身行业具有广阔的发展前景。市场供需关系能充分激发市场活力，带动体医融合，促进老年健康相关领域研究创新，这为老年健身行业发展进步提供了基本条件。在此基础上，政府应加以政策引导，鼓励支持相关行业与医疗、体育、养老等行业通力合作，共同打造体医融合促进老年健康行业发展新业态。如鼓励科技创业公司介入"体医结合"领域，积极主动探索行业发展新方式；创新运动干预健康和康复领域的技术；完善服务平台技术支持，优化服务；提高慢性病、基础性疾病患者运动处方的针对性；实施老年人健身状态的监管；降低老年人健身风险等。完善"体医结合"科技中介体系，大力发展专业化、市场化的"体医结合"科技成果转化服务。通过科技创新带动，打造一批知名品牌和良性循环的"体医结合"、健康促进和非医疗健康干预类服务产业集群。通过科技注入，扶持一大批中小微企业配套发展。可充分利用"互联网+"时代的红利，发展基于互联网的"体医结合"服务，促进"体医结合+互联网线上线下结合"模式的建立，促进业态融合。

参考文献

［1］蔡建光，曹琳，周向华.健康中国战略引领下的体医深度融合：学理、价值与进路［J］.湖南科技大学学报（社会科学版），2022，25（2）：176-184.

［2］常凤，李彦龙.积极老龄化背景下我国老年人体育服务实效提升研究［J］.体育文化导刊，2023（7）：47-54.

［3］陈金鳌，吴迪，赵珊，等.老年慢性病患者康复期心理压力、运动动机与幸福感的相关性［J］.中国康复医学杂志，2018，33（6）：710-713.

［4］费加明，刘志民，张焕志.江苏省老年体育工作调研报告［J］.中国老年学杂志，2016，36（18）：4647-4649.

［5］盖豪杰.全民健身视域下体医复合型人才培养的必然、实然与应然［J］.山东体育科技，2023，45（6）：22-26.

［6］高千里，商勇，李承伟，等.供给侧改革视域下体医融合健康服务供给研究［J］.武汉体育学院学报，2020，54（6）：19-24.

［7］高伟."体医融合"背景下我国体育复合型人才协同培养机制困境与实现路径［J］.冰雪体育创新研究，2023（23）：70-72.

［8］姜庆丹，张艳，赵忠伟.体卫融合视域下全民健身促进全民健康的障碍及破解路径［J］.沈阳体育学院学报，2022，41（6）：85-89，130.

［9］李靖，张漓.健康中国建设中慢性病防治体医融合的试点经验、现实挑战及应对策略［J］.体育科学，2020，40（12）：73-82.

［10］李利强，汪晓赞，吴进.体医融合路径创新：爱尔兰运动转诊实施的动因、经验与镜鉴［J］.武汉体育学院学报，2024，58（1）：68-74.

［11］李彦龙，陈德明，常凤，等.体医融合模式：国内实践与国外经验双向考察［J］.哈尔滨体育学院学报，2022，40（3）：34-41.

［12］李扬，方慧，王随芳，等. 体医融合服务的政策网络耦合协同：需求、供给与环境分析［J］. 沈阳体育学院学报，2023，42（1）：57-63.

［13］刘畅格，黄力平，曹龙军，等. 健康中国战略下社区老年人外周动脉疾病相关影响因素的分析［J］. 天津体育学院学报，2023，38（6）：717-722.

［14］刘强，张庆如. 积极老龄化视域下老年群体体卫融合供需适配机制研究［J］. 体育与科学，2023，44（6）：107-111.

［15］陆泉，彭雪莹，陈静. 健康中国战略视角下重大慢性病预防知识服务体系构建［J］. 情报科学，2023，41（6）：1-8，28.

［16］马丽媛，王增武，樊静，等. 《中国心血管健康与疾病报告2022》要点解读［J］. 中国全科医学，2023，26（32）：3975-3994.

［17］米雪，卢文云. 美国运动促进健康老龄化模式研究［J］. 沈阳体育学院学报，2021，40（3）：10-17.

［18］莫轶，蒋月玲，邹志兵，等. 体医融合精准运动处方构成要素研究及处方标准格式设计［J］. 当代体育科技，2023，13（22）：5-8.

［19］沈圳，胡孝乾，仇军. 我国体医融合的研究进展、热点聚焦与未来展望［J］. 体育学研究，2021，35（1）：9-19.

［20］宋亚伟. 我国老年体育公共服务供给现实基础、构建模式与实施路径［J］. 天津体育学院学报，2022，37（4）：460-466.

［21］邰峰，尹博文，王小凡，等. 美、日、韩老年人体育政策研究及其对中国的启示［J］. 中国老年学杂志，2022，42（11）：2844-2851.

［22］汪毅，郭娴，周宇颖. 我国人口老龄化背景下"体护融合"保障机制研究［J］. 北京体育大学学报，2019，42（8）：110-119.

［23］王刚，林俐，乔凤杰. 健康中国背景下人工智能促进体育与医疗的融合发展研究［J］. 中国体育科技，2022，58（10）：109-113.

［24］王兰，许燕婷，张苏榕，等. 健康中国战略背景下的健康城区评价体系构建［J］. 规划师，2023，39（11）：55-61.

［25］王蕾，张戈，陈佩杰，等. 体力活动纳入生命体征与运动转介制度：国外经验与中国路径［J］. 上海体育学院学报，2022，46（7）：76-88.

［26］王峥，许超. 23省"健康规划纲要"中的老龄政策分析：健康老龄化视域下的 Nvivo 质性研究［J］. 中国卫生政策研究，2021，14

（12）：8-15.

［27］肖义然，张蓝天，邱俊强，等. 运动改善老年人心肺功能存在剂量效应的系统综述与 Meta 分析［J］. 中国体育科技，2022，58（7）：48-59.

［28］谢劲，涂春景，何吉. 数字融入促进老年人体育锻炼的作用机制研究［J］. 武汉体育学院学报，2023，57（12）：77-84.

［29］徐诗楒，闫静. 论全民健身与全民健康深度融合：基于"主动健康"视域［J］. 体育文化导刊，2023（2）：1-6.

［30］薛文忠，李长振，王震. 老龄化背景下老年人主动健康促进行动方案构建与实施策略［J］. 广州体育学院学报，2022，42（4）：45-53.

［31］杨京钟，仇军，冯晓露，等. 我国体医融合府际协同关系研究：基于 2012—2022 年政策文本量化分析［J］. 体育科学，2023，43（10）：14-25.

［32］张小沛，戴健. 社区体育积极应对人口老龄化：功能、现实困境与优化路径［J］. 沈阳体育学院学报，2022，41（5）：57-63.

［33］张新辉，宋新明，王东敏. 提升与均等：中国老年人体育锻炼参与趋势的年龄时期队列分析 2002—2018［J］. 北京体育大学学报，2022，45（10）：19-31.

［34］张阳，吴友良. 健康中国战略下体医融合的实践成效、困境与推进策略［J］. 中国体育科技，2022，58（1）：109-113.

［35］张洋，苏艳红，郭建军，等. 体医融合背景下老年人健康评价新思路［J］. 中国预防医学杂志，2023，24（1）：58-61.

［36］甄玉，杨宣旺，王占坤. 体育健身与养老服务融合发展研究［J］. 体育文化导刊，2021（4）：53-58，78.

［37］丁娜. 上海社区老年人"体、医、养"服务资源优化配置研究［D］. 上海：上海工程技术大学，2019.

［38］杜孝珍，袁乃佳. 结构功能主义视域下日本地域综合照护服务体系与我国综合互助养老模式的优化［J］. 上海行政学院学报，2021，22（3）：72-84.

［39］范成文，金育强，钟丽萍，等. 发达国家老年人体育服务社会支持体系及对我国的启示［J］. 体育科学，2019，39（4）：39-50.

［40］高超，王淑君. 整合健康资源，促进健康中国：专访中国生物物

理学会体育医学分会会长郭建军 [J]. 保健医苑, 2020 (1): 5-8.

[41] 高尚尚, 郭建军, 王彦. 体育医学中健康及运动相关概念新认识 [J]. 慢性病学杂志, 2019, 20 (3): 319-321.

[42] 耿培新, 吴慧云, 姜贺. 中国共产党领导的学校体育教材百年发展 [J]. 体育教学, 2021, 41 (6): 12-16.

[43] 韩佳志. 体医融合背景下老年运动健身 App 适老化设计研究 [D]. 沈阳: 沈阳航空航天大学, 2023.

[44] 李德武. 新发展阶段医学高校体医融合人才培养: 目标、困境及路径 [J]. 体育科学研究, 2023, 27 (4): 48-55.

[45] 李刚. 老年顾客参与运动健康服务的价值共创路径研究 [D]. 上海: 上海体育大学, 2021.

[46] 李建平, 刘霞, 季威, 等. 健康中国战略背景下体医深度融合的现实审视及融合路径 [J]. 辽宁体育科技, 2021, 43 (3): 6-10.

[47] 林琴琴, 耿元文, 李若明. 体医融合背景下河北省老年人健康促进的发展现状及对策研究 [J]. 产业与科技论坛, 2021, 20 (11): 79-80.

[48] 刘峰. 从体育到体验: 当下体育学理的反思 [J]. 沈阳体育学院学报. 2016, 35 (2): 98-105.

[49] 刘晴, 王世强, 黄晶. 基于钻石模型理论的我国体医融合健康促进服务发展研究 [J]. 沈阳体育学院学报, 2022, 41 (3): 1-7.

[50] 刘生明. 城市社区老年人"医体结合"健康促进服务需求的调查研究 [J]. 当代体育科技, 2024, 14 (3): 82-85.

[51] 刘永强, 赵康. 乡村振兴战略下京津冀地区农村老年健身服务供给研究 [J]. 社会福利 (理论版), 2022 (4): 57-63.

[52] 路明月, 曹维, 邱俊强. 预防老年人肌肉衰老的运动营养策略 [J]. 中国慢性病预防与控制, 2023, 31 (3): 223-227.

[53] 苏森. 体医结合模式下门诊运动处方干预对老年 T2DM 患者生活质量及体适能的影响 [D]. 西安: 西安体育学院, 2022.

[54] 孙蛟. "内循环"格局下武术用品制造业服务化策略研究 [D]. 福州: 福建师范大学, 2022.

[55] 孙彦玲. 健康中国战略下体医融合人才发展路径研究 [J]. 中国人事科学, 2022 (8): 32-42.

［56］唐嘉鑫，吴文武. 健康中国战略下农村老年慢性病管理困境与对策：基于近十年健康政策的变迁［J］. 健康研究，2023，43（1）：11-15.

［57］许晓楠. 体育运动训练中的运动损伤及防范措施［J］. 文体用品与科技，2023（7）：151-153.

［58］殷洁，彭仲仁. 积极老龄化：美国活跃退休社区对中国养老社区建设的启示［J］. 国际城市规划，2017，32（6）：125-131.

［59］张文亮，杨金田，张英建，等. "体医融合"背景下体育健康综合体的建设［J］. 体育学刊，2018，25（6）：60-67.

［60］邹伟琦. 健康老龄化视角下完善市区老年体育设施建设的思考：以柳州市为例［J］. 家庭生活指南，2021，37（6）：178-179.

附录

附录 A　老年公共体育活动现状调查问卷

尊敬的先生/女士：

您好！感谢您参与体医融合促进老年人健康项目的问卷调查。本问卷是为了更好地服务老年人群健康、提升国民健康指数所做的调查，感谢您的参与。

一、问卷发放目的

本问卷是为了完成河北省社科基金项目，同时增加对老年人健康服务能力，提升服务质量。

二、问卷发放意义

体医融合不仅有助于疾病中的中老年人群恢复身体康复，而且有利于促进老年人群的身心健康，养成治未病的思想观念，促进社会的和谐发展。本研究对探究体医融合模式，促进老年人群的生活质量，提高慢性病人群的身体机能，促进该人群向着更加健康的方向持续发展，具有重要而且深远的实际价值。

三、相关注意事项

1. 您配合完成的以下问卷，您的回答仅供科研之用，其所有的信息将会严格保密。请根据您的实际情况填写，谢谢您的合作！

2. 如参与调查者无文字阅读能力，调查员可以采取询问的方式，在其认为符合情况的选项上打"√"。

3. 本次调查为匿名填写，请放心填写。

填写说明：（1）请你根据本人实际情况选出相对应答案；

（2）如果没有备注多选，那么只选一个答案；

（3）如您有其他想法可在_____上填写。

再次感谢您对本论文的支持！

（注：调查对象为 60 周岁以上的公民）

四、问卷内容

调查地点：_____ 省 _____ 市 _____ 区（县）
_____街办（乡）_____村

调查时间：20_____年_____月_____日

姓名：_____ 性别：_____ 年龄：_____ 联系电
话：_____

1. 您的文化程度：

□A. 小学以下　□B. 小学　□C. 初中　□D. 高中、中专

□E. 大专、高职　□F. 本科　□G. 硕士及以上

2. 您的身体健康状况：

□A. 很好　□B. 良好　□C. 一般　□D. 较差　□E. 很差

3. 您的月收入（含低保）大概是：

□A. 2 000 元以下　□B. 2 000~5 000（含）元　□C. 5 000~10 000
（含）元　□D. 10 000~20 000（含）元　□E. 20 000 元以上

4. 您的收入来源：

□A. 子女供养和政府补助　□B. 自己干活和政府补助

□C. 自己干活、子女供养和社会补助　□D. 政府补助

5. 您在空闲时间喜欢进行哪些活动？（多选题，最多 4 项）

□A. 锻炼健身　□B. 打牌、打麻将、下棋　□C. 看电视　□D. 听
广播　□E. 读书　□F. 看报　□G. 聊天　□H. 旅游　□I. 书法画画
□J. 看电影　□K. 唱歌　□L. 跳舞　□M. 看电影　□N. 看戏看文艺表
演　□O. 念经诵佛、做礼拜　□P. 上网　□Q. 其他，请注明_____

6. 您想参加体育活动吗？

□A. 很想　□B. 比较想　□C. 一般　□D. 不想

7. 您平均每月用于体育活动方面（包括唱歌、跳舞、购书、买报、看电影、参加培训、参加当地文艺活动等）的开支：

□A. 不足 10 元　□B. 10~50（含）元　□C. 50~100（含）元
□D. 100-200（含）元　□E. 200-500（含）元　□F. 500 以上

8. 您参加体育活动的主要目的：

□A. 锻炼身体　□B. 提高素质　□C. 打发时间　□D. 和朋友交流
□E. 其他，请注明_____

9. 您所在的区域拥有哪些体育设施：_____

您平时利用较多的活动场所：_____

□A. 图书室、农家书屋　□B. 阅报栏　□C. 综合性多功能活动室
□D. 表演场（戏台）　□E. 运动场馆　□F. 书店、音像店
□G. 户外健身设施　□H. 文化休闲广场　□I. 诗书画社
□J. 老年活动室　□K. 青少年活动中心（馆）　□L. 棋牌室
□M. 电影院、放映室　□N. 祠堂、教堂、寺庙　□O. 电子阅览室
□P. 其他，请注明_____

10. 您没有使用体育活动设施的原因：

□A. 觉得没意思　□B. 不会使用　□C. 很多设施不适合老年人
□D. 位置太远　□E. 很多设施已经损坏　□F. 其他，请注明_____

11. 您所在的区域体育设施的开放情况？（如果没有，不作选择）

□A. 经常开放　□B. 偶尔开放　□C. 遇到检查时开放

12. 您对体育运动场所配备的设施是否满意？（如果没有，不作选择）

□A. 非常满意　□B. 满意　□C. 不太满意　□D. 不满意　□E. 没有去过，不知道

13. 您周围的人经常参加群众体育活动吗？

□A. 经常　□B. 很少　□C. 只在某些节日开展　□D. 从未开展

14. 您会参加当地组织的体育活动吗？

□A. 有活动就参加　□B. 经常参加　□C. 偶尔参加　□D. 从不参加

15. 您参加的体育活动一般是哪些单位组织的？

□A. 街道（乡镇）政府　□B. 村委会　□C. 村民自己　□D. 企业

□E. 其他

16. 您对社区的体育活动满意吗？

□A. 非常满意　□B. 满意　□C. 不太满意　□D. 不满意

17. 您所在的小区、村有没有专门组织老年人体育活动？

□A. 没有　□B. 一年一次　□C. 一年两次　□D. 一年三次　□E. 一年三次以上

18. 您认为自己的体育活动需求是否得到满足？

□A. 满足　□B. 基本满足　□C. 不能满足

19. 您所在的小区、村的体育组织：_____

您经常参加的体育组织：_____

□A. 舞蹈队　□B. 武术队　□C. 徒步队　□D. 锣鼓队

□E. 老年协会　□F. 没有　□G. 其他，请注明_____

20. 您觉得当地的体育活动有特色吗？　□A. 有特色　□B. 无特色

21. 您没有参加或者没有更多地参加群众体育活动的原因是什么？

□A. 没有适合的活动　□B. 不想参加　□C. 没有钱　□D. 家里不支持　□E. 身体不好　□F. 其他，请注明_____

22. 您知道您所在的地区有体育活动指导员吗？□A. 有　□B. 没有

23. 如果您所在的地区有体育活动指导员，您觉得他们的工作能力如何？

□A. 很专业，水平高　□B. 一般，不是很专业　□C. 很差　□D. 不清楚

24. 您是否主动向有关部门（工作人员）表达过自己对体育活动服务的要求？

□A. 有　□B. 没有

25. 制约您公共体育产品消费的因素有哪些？

□A. 价格　□B. 内容　□C. 设施　□D. 服务质量　□E. 时间□F. 精力　□G. 交通　□H. 其他，请注明_____

26. 您对哪一项公共体育活动服务最不满意？

□A. 体育设施数量少　□B. 体育设施种类少　□C. 体育设施位置不好　□D. 体育活动太少　□E. 体育活动设计不好　□F. 都不满意

□E. 其他，请注明_____

27. 您认为本地区公共体育服务需要改进的地方？

　　□A. 多些体育活动　　□B. 多些体育宣传　　□C. 多些场馆建设

　　□D. 提高体育工作者素质　　□E. 多些特色体育产品　　□F. 提高体育场馆服务　　□G. 加强传统体育遗产保护　　□H. 降低文化消费收费　　□I. 多些培训、讲座　　□J. 没什么想法

　　问卷到此结束，感谢您的参与！

附录 B　体医融合服务现状调查

尊敬的先生/女士：

　　您好！感谢您参与体医融合促进老年人健康项目的问卷调查。本问卷是为了更好地服务老年人群健康、提升国民健康指数所做的调查，感谢您的参与。

　　一、问卷发放目的

　　本问卷是为了完成河北省社科基金项目，同时增加对老年人健康服务能力，提升服务质量。

　　二、问卷发放意义

　　体医融合不仅有助于疾病中的中老年人群恢复身体康复，而且有利于促进老年人群的身心健康，养成治未病的思想观念，促进社会的和谐发展。本研究对探究体医融合模式，促进老年人群的生活质量，提高慢性病人群的身体机能，促进该人群向着更加健康的方向持续发展，具有重要而且深远的实际价值。

　　三、相关注意事项

　　1. 您配合完成的以下问卷，您的回答仅供科研之用，其所有的信息将会严格保密。请根据您的实际情况填写，谢谢您的合作！

　　2. 如参与调查者无文字阅读能力，调查员可以采取询问的方式，在其认为符合情况的选项上打"√"。

　　3. 本次调查为匿名填写，请放心填写。

　　填写说明：（1）请你根据本人实际情况选出相对应答案；

（2）如果没有备注多选，那么只选一个答案；

（3）如您有其他想法可在_____上填写。

再次感谢您对本论文的支持！

四、个人基本情况

1. 您的性别：

□A. 男　□B. 女

2. 您每周的锻炼频率：

□A. 0 次　□B. 1~2 次　□C. 3~6 次　□D. 每天锻炼 1 次及以上

3. 您通常的运动强度：

□A. 大强度（如篮球等项目）　□B. 中等强度（慢跑等项目）
□C. 小强度（散步等项目）

4. 患有慢性疾病情况（可多选）：

□A. 没有患病　□B. 高血压、高血脂　□C. 糖尿病　□D. 呼吸系统疾病　□E. 关节及骨骼系统病　□F. 其他

五、"体医"融合服务情况

1. 社区体育场地与设施是如何建设的？

□A. 政府建设　□B. 社区自建　□C. 社区配套建设　□D. 其他_____

2. 距离体育设施最远的居民步行去锻炼需要多长时间？

□A. 10 分钟以内　□B. 10~15 分钟　□C. 15~30 分钟　□D. 30 分钟以上

3. 社区体育设施与场地以及开展体育活动的建设经费来自哪里？

□A. 政府专项资金　□B. 企业个人捐助　□C. 社区居民集资

4. 社区内的体育设施主要有？（可多选）

□A. 公园健身路径　□B. 社区健身广场　□C. 羽毛球场　□D. 乒乓球台　□E. 门球场

5. 社区健身设施与场所主要由谁来进行日常维护？

□A. 社区体育中心　□B. 社区居委会　□C. 社区居民　□D. 社区物业公司　□E. 无人维护

6. 社区体育设施与场地的维护经费来自哪里？（可多选）

□A. 政府专项资金 □B. 街道财政资金 □C. 个人企业集资 □D. 居民、物业捐赠 □E. 没有经费

7. 您觉得体育设施在社区内有必要建设吗？

□A. 非常有必要 □B. 有必要 □C. 没有必要 □D. 无所谓

8. 社区是否建有体质监测站？

□A. 有 □B. 否

9. 社区内的体质监测站有体质监测员吗？

□A. 是 □B. 否

10. 您所在社区有没有社会体育指导员？

□A. 有 □B. 没有（13、14 不用填）

11. 社区居民进行体育锻炼时由谁指导（可多选）

□A. 社区体育指导员 □B. 社区体育锻炼爱好者 □C. 社区居委会人员 □D. 无人指导

12. 请问您是否希望将体育公共服务与医疗卫生服务相结合？

□A. 是 □B. 否

13. 如果体育与医疗部门相结合，您认为哪个部门应该作为监管部门？

□A. 体育部门 □B. 医疗卫生部门 □C. 社区居委会 □D. 政府成立专门的管理部门

14. 您认为社区发展体育工作最重要的是？（可多选）

□A. 上级部门的支持 □B. 经费充足 □C. 科学健身指导 □D. 体育场地与设施 □E. 居民健身意识 □F. 政策法规支持

15. 您对体医融合服务总体持什么态度？

□A. 非常相信 □B. 较为相信 □C. 持中立态度 □D. 持怀疑态度 □E. 持反对意见

16. 您所在社区是否具有专门的体医融合服务的医疗卫生服务设施（部门、组织）？

□A. 有 □B. 没有 □C. 不了解

17. 您听过关于体医融合相关的宣传吗？

□A. 听说过 □B. 没有听说过

18. 您了解体医融合相关知识的途径主要是？

□A. 相关讲座 □B. 网络 □C. 报纸及书籍 □D. 亲朋好友介绍 □E. 社区组织的活动

19. 社会体育指导员对您的健身锻炼有帮助吗？

□A. 有很大帮助 □B. 有一些帮助 □C. 帮助较少 □D. 没帮助

20. 您对社会体育指导员的指导满意吗？

□A. 非常满意 □B. 比较满意 □C. 一般 □D. 不满意

21. 您接受过体医融合促进健康服务的指导吗？

□A. 0 次（16、17、18 不用填） □B. 1-2 次 □C. 3-6 次 □D. 6 次以上

22. 您接受"体医"融合健康服务指导的场所主要是？

□A. 社区卫生中心 □B. 三甲医院 □C. 健身俱乐部 □D. 全民健身中心 □E. 其他

23. 您所在社区或者街道有专门的体医融合服务场所吗？

□A. 有 □B. 没有 □C. 不清楚

24. 您对体医融合促进健康服务的指导满意吗？

□A. 非常满意 □B. 比较满意 □C. 一般 □D. 不满意

25. 您觉得您需要体医融合促进健康的方式吗？

□A. 非常需要 □B. 比较需要 □C. 一般 □D. 不需要

26. 您更需要什么阶段的体医融合指导？

□A. 疾病预防阶段 □B. 疾病治疗阶段 □C. 疾病康复阶段 □D. 全过程都需要

27. 您认为体医融合服务的哪一个特性对您来说最重要？

□A. 安全性 □B. 有效性 □C. 可持续性 □D. 都看重

28. 您对体育和医疗相结合的医疗中心（机构、场所）有哪些需求？

□A. 科学的锻炼方式及技术指导

□B. 宽敞明亮的场地

□C. 完善的服务体系和良好的服务态度

□D. 更值得信赖的安全保障措施

□E. 物美价廉的体医融合服务

□F. 后续的跟踪服务

□G. 其他

问卷到此结束，感谢您的参与！

附录 C　社区医疗卫生服务调查

尊敬的先生/女士：

您好！感谢您参与体医融合促进老年人健康项目的问卷调查。本问卷是为了更好地服务老年人群健康、提升国民健康指数所做的调查，感谢您的参与。

一、问卷发放目的

本问卷是为了完成河北省社科基金项目，同时增加对老年人健康服务能力，提升服务质量。

二、问卷发放意义

体医融合不仅有助于疾病中的中老年人群恢复身体康复，而且有利于促进老年人群的身心健康，养成治未病的思想观念，促进社会的和谐发展。本研究对探究体医融合模式，促进老年人群的生活质量，提高慢性病人群的身体机能，促进该人群向着更加健康的方向持续发展，具有重要而且深远的实际价值。

三、相关注意事项

1. 您配合完成的以下问卷，您的回答仅供科研之用，其所有的信息将会严格保密。请根据您的实际情况填写，谢谢您的合作！

2. 如参与调查者无文字阅读能力，调查员可以采取询问的方式，在其认为符合情况的选项上打"√"。

3. 本次调查为匿名填写，请放心填写。

填写说明：（1）请你根据本人实际情况选出相对应答案；

（2）如果没有备注多选，那么只选一个答案；

（3）如您有其他想法可在＿＿＿＿＿＿上填写。

再次感谢您对本论文的支持！

四、问卷内容

1. 您的性别？

☐A. 男　☐B. 女

2. 您的年龄？

☐A. 18 岁以下　☐B. 18~30 岁　☐C. 31~50 岁　☐D. 50 岁以上

3. 您的文化程度？

☐A. 小学及以下　☐B. 初中　☐C. 高中　☐D. 大专　☐E. 大学本科　☐F. 研究生及以上

4. 您的职业？

☐A. 公务员　☐B. 教师　☐C. 事业职工　☐D. 企业职工　☐E. 农民　☐F. 商人　☐G. 军人　☐H. 其他

5. 您的月平均收入是多少？

☐A. 3 000 元以下　☐B. 3 001~6 000 元　☐C. 6 001~8 999 元　☐D. 9 000 元以上

6. 您患有慢性疾病情况（可多选）：

☐A. 未患病　☐B. 高血压　☐C. 高血脂　☐D. 糖尿病　☐E. 慢性呼吸系统疾病　☐F. 类风湿关节炎☐G. 其他　☐H. 无

7. 您认为本社区医疗卫生服务中心的医疗设施资源如何？

☐A. 很充足　☐B. 充足　☐C. 一般　☐D. 不足

8. 如果医疗资源不足，那原因是什么？

☐A. 医务人员专业水平低　☐B. 医务人员不足　☐C. 医疗卫生服务中心环境卫生差　☐D. 社区卫生服务中心医疗设施落后且不齐全　☐E. 其他

9. 你是否放心在社区卫生服务中心进行就诊？

☐A. 很放心　☐B. 比较放心　☐C. 不太放心　☐D. 很不放心

10. 如果家人得了一般疾病（感冒），您一般到何处就诊？

☐A. 自行买药　☐B. 社区卫生服务中心　☐C. 大型医院　☐D. 私人医务室

11. 您是否在社区卫生服务中心建立了健康档案？

☐A. 是　☐B. 否

12. 您对日常疾病预防知识了解程度如何？

□A. 很多　□B. 较多　□C. 一般　□D. 很少

13. 本社区的卫生服务中心会上门对慢性疾病进行普查吗（如肌少症、糖尿病）？

□A 会　□B 不会

14. 您是否参加了本社区卫生服务中心举办的健康讲座？

□A. 经常参加　□B. 偶尔参加　□C. 不参加

15. 您所购买的医疗保险？（可多选）

□A. 城镇居民基本医疗保险　□B. 职工基本医疗保险　□C. 商业健康保险

16. 如果您是职工医疗保险，那么您的医保卡余额一般有多少？

A. 0~1 500 元　B. 1 501~3 000 元　C. 3 001~4 500 元　D. 4 501 元以上

17. 您医保费大部分的用途？

□A 医院就医　□B 药店买药　□C 买非药用产品　□D 没用过

18. 您认为社区体医融合服务中，以下哪方面还应该进一步提升？（多选题）

□A. 增加社区体育公共服务场地　□B. 提高社区医务人员专业水平 □C. 提高体质监测设施精密度　□D. 加强社会体育指导员培训　□E. 组织更多社区体育活动　□F. 加强社区体医融合思想宣传

19. 您对于当前社区体医融合服务还有哪些建议？＿＿＿＿＿＿

问卷到此结束，感谢您的参与！

附录 D　专家访谈

访谈对象 1：社区卫生服务中心

（1）结合您所在的社区医院，说一下您对社区体医融合的看法。

（2）你所在的社区医院是否为社区人群进行过体医融合相关服务？（如果服务过，请您讲讲过程及发现的问题）

（3）您所在的社区医院是否有体医融合相关的部门？如有（请问设置的相关过程是怎么样的?）

（4）您所在社区医院是否组织过体医融合相关健康知识的宣传、宣讲工作？

（5）请问在提升社区（街道）针对老年人群体提供体医融合服务公过程中遇到的问题有哪些？采取了哪些措施？

访谈对象 2：三甲医院相关科室专家

（1）请问您对体医融合有什么看法？

（2）您所在的医院是否有与体医融合相关服务的科室？如果有，请讲讲该科室的运行流程。

（3）请您讲讲体医融合中，医疗方面存在问题。

（4）您所在的医院是否对体医融合相关知识进行过培训。

访谈对象 3：体育局相关科室

（1）请问您对体医融合有什么看法？

（2）请问本市有专门的体医融合相关机构吗？如果有，请简单介绍。

（3）请问您所在的部门为了促进社区人群健康运动都做过哪些努力？遇到过什么问题？

访谈对象 4：相关行政管理人员

（1）请问您对体医融合有什么看法？

（2）您所在的社区医院是否设有体医融合相关的部门？如有（请问设置的相关过程是怎么样的？）

（3）您所在部门对体医融合有政策支持吗？

（4）您所在部门对体医融合有资金支持吗？

（5）您所在部门对体医融合有场地支持吗？

（6）您对体医融合促进社区人群健康的实施路径有什么看法？

访谈对象 5：高校相关研究方向的专家

（1）请问您对本市体医融合的发展现状有什么看法？

（2）学校有关于体育和医学相结合的课程、专业吗？如果有，请您简单介绍下。

（3）请您结合本校相关专业人才培养机制，谈谈对体医融合人才培养的看法？

（4）您对体医融合实施有什么期望？

（5）您认为体医融合在实施中遇到的主要困难是什么？原因是什么？

（6）体医融合牵涉到哪些部门（主体）？它们之间存在着怎样的关系？

（7）政府部门在体医融合中的作用是什么？

（8）关于体医融合的制度设计，请谈谈您的看法？

（9）关于体医融合的机制构建，请谈谈您的看法？

（10）你对国外发达国家的体医融合了解吗？能否谈谈您的看法？

（11）传统的体育与中医是否存在着融合，如果有，谈谈对当下的启示？

附录 E　中国健康老年人标准

1　范围

本标准规定了中国健康老年人标准、评估实施和评估标准。

本标准适用于医疗卫生机构、养老服务机构人员等对 60 周岁及以上中国老年人健康状态的评估。

2　规范性引用文件

下列文件中的内容通过文中的规范性引用而构成本标准必不可少的条款。其中，注日期的引用文件，仅该日期对应的版本适用于本标准；不注日期的引用文件，其最新版本（包括所有的修改单）适用于本标准。

WS/T 484 老年人健康管理技术规范

MZ/T 039 老年人能力评估

3　术语和定义

下列术语和定义适用于本标准。

3.1　健康老年人 healthy older adults

指 60 周岁及以上生活自理或基本自理的老年人，躯体、心理、社会三方面都趋于相互协调与和谐

状态。其重要脏器的增龄性改变未导致明显的功能异常，影响健康的危险因素控制在与其年龄相适应的范围内，营养状况良好；认知功能基本正常，乐观积极，自我满意，具有一定的健康素养，保持良好生活方式；积极参与家庭和社会活动，社会适应能力良好等。

4　中国健康老年人标准

中国健康老年人应满足下述要求：

a）生活自理或基本自理；

b）重要脏器的增龄性改变未导致明显的功能异常；

c）影响健康的危险因素控制在与其年龄相适应的范围内；

d）营养状况良好；

e）认知功能基本正常；

f）乐观积极，自我满意；

g）具有一定的健康素养，保持良好生活方式；

h）积极参与家庭和社会活动；

i）社会适应能力良好。

5 评估实施

5.1 评估人员

医疗卫生机构和养老服务机构内接受过中国健康老年人标准、评估实施和评估标准培训的医疗卫生、护理、养老等专业人员。

5.2 评估地点

评估对象现居住地或其所在养老服务机构、医疗机构等。

5.3 评估内容及权重

包括健康三个维度（总和满分为100分），即：

——躯体健康（0~50分）；

——心理健康（0~30分）；

——社会健康（0~20分）。

具体评估指标见附录A的表A.1"中国健康老年人评估表"中"二、评估项目"。

5.4 评估方法

评估人员通过询问评估对象或其照顾者，填写附录A.1"中国健康老年人评估表"中"一、基本信息"的内容；按照附录A.1"中国健康老年人评估表"中"二、评估项目"进行逐项评估，填写每个三级指标评分，并计算躯体健康、心理健康、社会健康每个维度的分值。

6 评估标准

6.1 中国老年人健康各维度状态评估标准。

躯体健康、心理健康、社会健康的每个维度的健康状态评估标准见表1，按此标准评估的各维度健康状态填写在附录A的表A.1"中国健康老年人评估表"的"三、各维度评估结果"中。

表 E.1　中国老年人健康各维度状态评估标准表

健康状态	躯体健康	心理健康	社会健康
健康	40~50分，且该项三级指标中任一项评分不为零	24~30分，且该项二级指标中任一项评分不为零	16~20分
基本健康	30~39分，且该项三级指标中任一项评分不为零	18~23分，且该项二级指标中任一项评分不为零	12~15分
不健康	29分及以下，或该项三级指标中任一项评分为零	17分及以下，或该项二级指标中任一项评分为零	11分及以下

6.2　中国老年人健康状态评估标准

中国老年人健康状态评估总分为计算躯体健康、心理健康、社会健康三个维度的评分之和，具体健康状态评估标准见表2。评估员可参照表2对老年人整体健康状态做出判定，并填写在附录A的表A.1"中国健康老年人评估表"的"四、健康评估结果"中。

表 E.2　中国老年人健康状态评估标准表

健康状态	评估标准
健康	80~100分，且健康评估三个维度均为健康
基本健康	不满足"健康"和"不健康"评估标准
不健康	59分及以下，或躯体健康维度为不健康，或心理健康维度为不健康，或社会健康维度总分为零

附录 F　中国健康老年人评估表

表 F.1　中国健康老年人评估表

一、基本信息					
姓名		性别		出生年月	
证件号码				联系电话	
民族			宗教信仰	□有，（　）教；□无	
婚姻状况	□未婚□已婚 □离婚□丧偶		文化程度	□文盲；□小学；□初中；□高中/技校/中专；□大专；□本科及以上	

表F.1(续)

一、基本信息	
居住地址	省_____市_____区/县_____街道/乡(村)_____
居住情况(可多选)	□独居;□与配偶/伴侣居住;□与子女居住;□与父母居住;□与兄弟姐妹居住; □与其他亲属居住;□与非亲属关系的人居住;□养老机构;□其他_____
经济来源(可多选)	□养老金;□子女补贴;□亲友资助;□其他
医疗费用支付	□城镇职工基本医疗保险;□城乡居民基本医疗保险; □商业医疗保险;□公费医疗;□全自费;□其他
联系人姓名	与评估对象关系		联系人电话	
联系人地址	省_____市_____区/县_____街道/乡(村)_____

二、评估项目

一级指标	二级指标	三级指标	分值	具体评估标准及分值
躯体健康	一般状况	营养状态	()分	4分,良好,微营养评定法(简表)(见附录B中表B.1)评分≥12分
				2分,一般,8分≤表B.1评分≤11分或25<体质指数(BMI)<30
				0分,差,附录B中表B.1评分<8分或BMI≥30
		睡眠状况	()分	4分,良好,无睡眠障碍
				2分,一般,有睡眠障碍,不影响日常生活,不引起焦虑、抑郁
				0分,差,有睡眠障碍,影响日常生活或引起焦虑、抑郁
		视力(若平日佩戴老花镜或近视镜,应在佩戴眼镜的情况下评估)	()分	4分,良好,能看清书报上的标准字体
				2分,一般,视力有限,看不清书报上的标准字体
				0分,差,没有视力,眼睛不能跟随物体移动
		听力(若平时佩戴助听器,应在佩戴助听器的情况下评估)	()分	4分,良好,可正常交谈,能听到电视、电话、门铃的声音
				2分,一般,正常交流有些困难,需在安静的环境或大声说话才能听到
				0分,差,完全听不见
		进食情况	()分	4分,良好,正常饮食
				2分,一般,半流质饮食
				0分,差,流质饮食

表 F.1（续）

一级指标	二级指标	三级指标	分值	具体评估标准及分值
躯体健康	日常生活活动能力	基础性日常生活活动	（ ）分	10分（80岁及以上者此项为20分），能力完好，按照 MZ/T 039 附录 B 中表 B. 1.1～B. 1.10 评估，评分 100分
				6分（80岁及以上者此项为12分），轻度受损，评分 65～95分
				0分，中重度受损，评分≤60分
		工具性日常生活活动（80岁及以上者不必填写）	（ ）分	10分，能力完好，工具性日常生活活动量表（见附录 B 中表 B. 2）评分 20～24分
				6分，轻度失能，表附录 B 中表 B. 2 评分 12～19分
				0分，中重度失能，表附录 B 中表 B. 2 评分 0～11分
	疾病状态	影响健康的危险因素	（ ）分	5分，良好，血压、血糖、血脂等指标都控制在达标范围内
				3分，一般，血压、血糖、血脂等指标部分控制在达标范围内
				0分，差，血压、血糖、血脂等指标控制均不达标
		慢性疾病	（ ）分	5分，无或控制良好，不影响日常生活活动
				3分，控制一般，轻微影响日常生活活动
				0分，控制差，严重影响日常生活活动
心理健康		认知功能	（ ）分	10分，正常，按照 WS/T 484 表 C. 1 中的方法和痴呆评估标准（老年人受教育程度：文盲（未受教育）应 >17分；小学（受教育≤6年）应>20分；中学（包括中专）应>22分；大学（包括大专）应>23分）
				6分，下降，按照 WS/T 484 表 C. 1 中的方法和痴呆评估标准（老年人受教育程度：文盲（未受教育）应 ≤17分；小学（受教育≤6年）应≤20分；中学（包括中专）应≤22分；大学（包括大专）应≤23分）
				0分，无法配合（如听觉障碍、视觉障碍、精神疾患等评分仅作参考）
		焦虑	（ ）分	5分，正常，广泛性焦虑障碍量表（GAD-7）（见表 B. 3）评分 0～9分
				3分，中度，附录 B 中表 B. 3 评分 10～14分
				0分，重度，附录 B 中表 B. 3 评分 15～21分
		抑郁	（ ）分	5分，正常，简版老年抑郁量表（GDS-15）（见附录 B 中表 B. 4）评分 0～8分
				3分，中度，附录 B 中表 B. 4 评分 9～11分
				0分，重度，附录 B 中表 B. 4 评分 12～15分
		生活满意度	（ ）分	5分，满意
				3分，基本满意
				0分，不满意

表F.1(续)

一级指标	二级指标	三级指标	分值	具体评估标准及分值
心理健康	健康素养	理解衰老	( )分	1分,理解
				0分,不理解
		合理膳食(一日三餐所提供的营养必须满足人体各种生理、体力活动的需要)	( )分	1分,合理
				0分,不合理
		规律、适度运动	( )分	1分,是
				0分,否
		戒烟限酒	( )分	1分,是
				0分,否
		遵医嘱用药,定期体检	( )分	1分,是
				0分,否
社会健康	社会参与	过去一年内,参与社会和家庭活动的频率	( )分	5分,经常参加,每月至少一次
				3分,偶尔参加,平均每月不到一次
				0分,从不参加
	社会适应	适应社会环境的程度	( )分	5分,良好,老年人社会发展适应和精神文化适应两维度量表(见附录B中表B.5)评分≥28分
				3分,一般,附录B中表B.5评分20~27分
				0分,差,附录B中表B.5评分低于20分
	社会支持	获得社会支持的情况	( )分	10分,良好,Lubben社会网络量表(见附录B中表B.6)评分≥24分
				6分,一般,附录B中表B.6评分12~23分
				0分,差,附录B中表B.6评分低于12分

三、各维度评估结果

躯体健康	( )分,□健康　□基本健康　□不健康
心理健康	( )分,□健康　□基本健康　□不健康
社会健康	( )分,□健康　□基本健康　□不健康

四、健康评估结果

老年人健康状态	( )分,□健康　□基本健康　□不健康
评估人员签字:	年　月　日
评估机构意见:□健康　□基本健康　□不健康 签名(盖章):	年　月　日

附录 G 中国健康老年人相关指标评估量表

微营养评定法（简表）见表 G.1。

工具性日常生活活动量表见表 G.2。

广泛性焦虑障碍量表（Generalized Anxiety Disorde‐7，GAD‐7）见表 G.3。

简版老年抑郁量表（Geriatric Depression Scale‐15，GDS‐15）见表 G.4。

4 老年人社会发展适应和精神文化适应两维度量表见表 G.5。

Lubben 社会网络量表见表 G.6。

表 G.1 微营养评定法（简表）

指标	分值			
	0 分	1 分	2 分	3 分
过去 3 个月是否有因食欲减退、消化不良、咀嚼或吞咽困难而减少食量	食量严重减少	食量中度减少	食量没有改变	—
过去 3 个月体质量丢失	>3 kg	不知道	1~3 kg	无
活动能力	长期卧床或坐轮椅	可以下床或离开轮椅，但不能外出	可以外出	—
过去 3 个月是否受到心理创伤或有急性疾病	是	—	否	—
精神心理问题	严重痴呆或抑郁	轻度痴呆	无精神心理问题	—
体质指数（BMI）（kg/m2）	BMI<19	19≤BMI<21	21≤BMI<23	BMI≥23
如果无法得到 BMI，用小腿围（CC）	CC<31 cm	—	—	CC≥31 cm
得分：				

注 1："—"表示无此项评分赋值。

注 2：得分为选择相应选项后的分值总和。

表 G.2 工具性日常生活活动量表

项目	评估内容	评分
使用电话能力	能独立使用电话，查电话号码、拨号等	3分
	仅可拨打熟悉的电话号码	2分
	仅会接电话，不会拨打电话	1分
	根本不能用电话	0分
购物	能独立进行所有需要的购物活动	3分
	能独立购买日常生活用品	2分
	任何购物活动均需要陪同	1分
	完全不能进行购物	0分
备餐	能独立计划、烹制和取食足量食物	3分
	如果准备好原料，能烹制适当的食物	2分
	能加热和取食预加工的食物或能准备食物	1分
	需要别人帮助做饭和用餐	0分
整理家务	能单独持家，或偶尔需要帮助（如重体力家务需家政服务）	4分
	能做一些轻的家务，如洗碗、整理床铺	3分
	能做一些轻的家务，但不能做到保持干净	2分
	所有家务活动均需要在帮忙的情况下完成	1分
	不能做任何家务	0分
洗衣	能洗自己所有的衣服	2分
	能洗小的衣物，漂洗短袜以及长筒袜等	1分
	所有衣物必须由别人洗	0分
使用交通工具	能独立乘坐公共交通工具或独自驾车	4分
	能独立乘坐出租车并安排自己的行车路线，但不会坐公交车	3分
	在他人帮助或陪伴下能乘坐公共交通工具	2分
	仅能在他人陪伴下乘坐出租车或汽车	1分
	完全不能出门	0分

表G.2(续)

项目	评估内容	评分
个人服药能力	能在正确的时间服用正确剂量的药物	3分
	需要提醒或少许协助	2分
	如果别人提前把药物按单次剂量分好后，自己可以正确服用	1分
	不能自己服药	0分
理财能力	能独立处理财务问题（做预算，写支票，付租金和账单，去银行）	2分
	能完成日常购物，但需要别人的协助与银行的往来或大宗买卖	1分
	无管钱能力	0分
得分：		

注：每个项目的评分以最近一个月的表现为准，得分为选择相应选项后的评分总和。

表 G.3 广泛性焦虑障碍量表 （GAD-7）

在过去两星期，有多少时候您受到以下任何问题困扰？（在您的选择下打勾）	无	7天以内	一半以上日子	几乎每天
1. 感觉紧张，焦虑或急切	0分	1分	2分	3分
2. 不能够停止或控制担忧	0分	1分	2分	3分
3. 对各种各样的事情担忧过多	0分	1分	2分	3分
4. 很难放松下来	0分	1分	2分	3分
5. 由于不安而无法静坐	0分	1分	2分	3分
6. 变得容易烦恼或急躁	0分	1分	2分	3分
7. 感到似乎将有可怕的事情发生而害怕	0分	1分	2分	3分
得分：				

注：得分为选择相应选项后的分值总和。

表 G.4 简版老年抑郁量表 （GDS-15）

根据下述问题，请为你在过去的一周内的感受选择最佳答案	是	否
1. 你对生活基本上满意吗	0分	1分
2. 你是否放弃了许多爱好和兴趣	1分	0分

根据下述问题，请为你在过去的一周内的感受选择最佳答案	是	否
3. 你是否觉得生活空虚	1分	0分
4. 你是否常感到厌倦	1分	0分
5. 你是否大部分时间精力充沛	0分	1分
6. 你是否害怕会有不幸的事落到你头上	1分	0分
7. 你是否大部分时间感到幸福	0分	1分
8. 你是否常感到孤立无援	1分	0分
9. 你是否愿意待在家里而不愿去室外做些新鲜事	1分	0分
10. 你是否觉得记忆力比以前差	1分	0分
11. 你觉得现在活着很开心吗	0分	1分
12. 你是否觉得像现在这样活着毫无意义	1分	0分
13. 你觉得生活充满活力吗	0分	1分
14. 你是否觉得你的处境已毫无希望	1分	0分
15. 你是否觉得大多数人比你强得多	1分	0分
得分：		

注：得分为选择相应选项后的分值总和。

表 G.5　老年人社会发展适应和精神文化适应两维度量表

项目	完全不符合	比较不符合	一般	比较符合	完全符合
1. 如果有机会，我乐意参加村/居委会的某些工作	1分	2分	3分	4分	5分
2. 我常常想再为社会做点什么事	1分	2分	3分	4分	5分
3. 我现在喜欢学习	1分	2分	3分	4分	5分
4. 我觉得，我还是个对社会有用的人	1分	2分	3分	4分	5分
5. 社会变化太快，我很难适应这种变化	5分	4分	3分	2分	1分
6. 现在，越来越多的观点让我难以接受	5分	4分	3分	2分	1分

表G.5(续)

项目	完全 不符合	比较 不符合	一般	比较 符合	完全 符合
7. 当今越来越多新的社会政策让我难以接受	5分	4分	3分	2分	1分
8. 现在的社会变化越来越不利于老年人	5分	4分	3分	2分	1分
得分：					

注：得分为选择相应选项后的分值总和。

表 G.6　Lubben 社会网络量表

问题	没有	1个	2个	3~4个	5~8个	9个及 以上
1. 您一个月至少能与几个家人/亲戚见面或联系	0分	1分	2分	3分	4分	5分
2. 您能和几个家人/亲戚放心地谈您的私事（不可代答）	0分	1分	2分	3分	4分	5分
3. 当您需要时，有几个家人/亲戚可以给您提供帮助	0分	1分	2分	3分	4分	5分
4. 您一个月至少能与几个朋友见面或联系	0分	1分	2分	3分	4分	5分
5. 您能和几个朋友放心地谈您的私事（不可代答）	0分	1分	2分	3分	4分	5分
6. 当您有需要时，有几个朋友可以给您提供帮助	0分	1分	2分	3分	4分	5分
得分：						

注：得分为选择相应选项下的分值总和。